荆志成　韩学斌　主审

Atlas of Pulmonary Vascular Imaging

肺血管影像图谱

Conrad Wittram　著

曹云山　郭彦青　李　宇　主译

上海科学技术出版社

图书在版编目（CIP）数据

肺血管影像图谱 /（美）康拉德·维特拉姆
（Conrad Wittram）著；曹云山，郭彦青，李宇主译. --
上海 ：上海科学技术出版社，2020.9（2024.1重印）
ISBN 978-7-5478-4972-9

Ⅰ. ①肺… Ⅱ. ①康… ②曹… ③郭… ④李… Ⅲ.
①肺疾病－血管疾病－影像诊断－图谱 Ⅳ.
①R543.204-64

中国版本图书馆CIP数据核字（2020）第103896号

Copyright© 2011 of the original English language edition by Thieme
Medical Publishers, Inc., New York, USA
Original title:
Atlas of Pulmonary Vascular Imaging by Conrad Wittram

上海市版权局著作权合同登记号　图字：09-2020-540号
封面图片来自译者

肺血管影像图谱

Conrad Wittram　著

曹云山　郭彦青　李　宇　主译

荆志成　韩学斌　主审

上海世纪出版(集团)有限公司
上海 科 学 技 术 出 版 社　出版、发行
（上海市闵行区号景路 159 弄 A 座 9F-10F）
邮政编码 201101　　www.sstp.cn
上海当纳利印刷有限公司印刷
开本 889×1194　1/16　印张 11.75
字数：300 千字
2020 年 9 月第 1 版　2024 年 1 月第 5 次印刷
ISBN 978-7-5478-4972-9/R·2115
定价：168.00 元

内容提要

本书是由哈佛大学医学院附属麻省总医院 Conrad Wittram 编写的有关肺血管疾病的综合影像图谱，内容包括肺血管正常解剖、先天性肺部疾病和心脏疾病的肺血管变化、特定类别的肺血管疾病（如栓塞、血栓形成、血管炎、动脉瘤和静脉瘤、感染、肿瘤、肺高血压等）、创伤与介入治疗相关肺血管问题，以及全身和肺部疾病的肺血管变化的影像学表现及特点。本书内容翔实，编排简明清晰，图文配合，每一页上都有详细的、清晰标记的高质量影像图，展示了 X 线片、血管造影、多层螺旋 CT、MRI、超声和核素显像等多种成像方式下的影像表现，配以绘图及指示性箭头等，使得影像特征更加清晰；文字精要，突出了最相关的重要信息。

本书是放射、呼吸、急诊、心血管等专业临床医师及研究人员的理想参考书和教学工具，能帮助读者学会使用各种影像手段快速诊断肺血管病变。

献给我的家人：过去、现在和未来

——Conrad Wittram

译者

主　译　曹云山　郭彦青　李　宇

副主译　张海锋　齐冠鸣　张　琰

主　审　荆志成　韩学斌

译　者　(按姓氏汉语拼音排序)

曹云山　甘肃省人民医院

陈启章　甘肃省人民医院

程慧玲　南京医科大学第一附属医院

段一超　甘肃省人民医院

范粉灵　西安交通大学第一附属医院

郭彦青　山西省心血管病医院

韩宝石　中国人民解放军总医院第一医学中心

洪　城　广州医科大学附属第一医院，广州呼吸健康研究院

黄　玮　重庆医科大学附属第一医院

贾　镭　中国医学科学院阜外医院

李　江　中南大学湘雅二医院

李　宇　首都医科大学附属北京安贞医院

李承红　江汉大学附属医院

齐冠鸣　美国塔夫茨医学中心

苏红玲　甘肃省人民医院

王阿倩　甘肃省人民医院

王剑锋　首都医科大学附属北京朝阳医院

危　蓉　甘肃省人民医院

魏文斌　中山大学附属第八医院

杨振文　天津医科大学总医院

张　琰　天津医科大学眼科医院

张海锋　南京医科大学第一附属医院

赵勤华　同济大学附属上海市肺科医院

朱洪炎　南京医科大学第一附属医院

主译简介

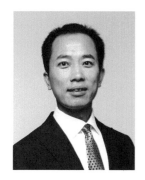

曹云山

医学博士，哈佛大学医学院附属麻省总医院博士后，主任医师，博士研究生导师。现任甘肃省人民医院心内二科副主任、甘肃省人民医院肺高血压诊治多学科协作组组长。兼任欧洲心脏病学会心力衰竭学会会员、中国医师协会心血管内科医师分会肺血管疾病学组委员、中华预防医学会心脏康复评估与控制学组委员、中国中医药研究促进会中西医结合心血管病预防与康复专业委员会青年专家委员会副主任委员、甘肃省医学会高原医学分会常委、甘肃省青年公共关系协会副主席、国家自然科学基金函审专家，参与编写《中国肺高血压诊断和治疗指南 2018》，多篇论文发表于 *European Heart Journal*、*JACC: Cardiovascular Interventions*、*ESC Heart Failure* 和《中华心血管病杂志》等权威期刊，提出了纤维纵隔炎二联征、三联征，以及纤维纵隔炎临床分型（动脉型、静脉型和混合型）。目前主持国家自然科学基金项目 1 项、省自然科学基金 2 项，获 "中国科学院 2016 年西部之光人才" 项目资助。主要从事肺动脉高压、右心衰竭及肺血管介入治疗方面的研究；擅长肺动脉高压、肺血管炎、纤维纵隔炎、心力衰竭、心肌缺血等疾病诊治与康复管理，以及血管炎导致的肺动脉狭窄介入治疗、纤维纵隔炎导致的肺动脉狭窄 / 肺静脉狭窄介入治疗、慢性血栓栓塞性肺高血压介入治疗等。

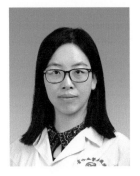

郭彦青

医学博士，副主任医师，现任山西省心血管病医院心内科十七病区（肺血管中心）主任、山西省医师协会肺血管病医师分会副会长兼总干事。入选2018年度山西省"三晋英才"支持计划青年优秀人才，以第一负责人承担科研课题3项，以第一作者或通讯作者发表SCI及国内核心期刊论文30余篇，主编心血管专著1部，副主编专著1部，参编专著7部。擅长心肺血管危重症、肺动脉高压、右心衰竭、急性肺栓塞等疾病相关诊疗及科研。

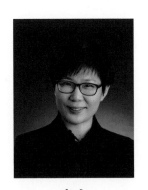

李宇

医学博士，主任医师，就职于首都医科大学附属北京安贞医院医学影像科。先后从事外科临床及心血管影像诊断工作，擅长心肺血管疾病影像诊断与介入相关诊断，主要研究方向为心血管影像。参与国家自然科学基金、首都发展基金、北京市优秀人才基金等多项课题的研究工作，参与撰写8部影像学、大血管外科学专著及教材。以第一作者及通讯作者在国内外核心期刊发表临床科研论文21篇，其中SCI收录6篇。在多家网络平台开设系列心血管课程。学术任职：北京放射学会委员、中国医疗保健国际交流促进会胸痛分会影像学组副组长、中国研究型医院学会心血管影像专业委员会委员。

主审简介

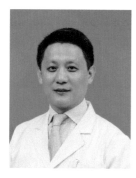

荆志成

医学博士，主任医师，北京协和医院心内科主任，2018 年当选北京协和医学院首批"长聘教授"。2020 年当选为意大利帕多瓦大学心脏病学系教授。北京市政协委员，中国农工民主党中央委员，中国农工民主党北京市委员会副主任委员。

截至 2019 年底，已荣获国家杰出青年科学基金、"长江学者"特聘教授、国家"万人计划"领军人才、百千万人才工程国家级人选暨有突出贡献的中青年专家、中国医师奖等国家级人才荣誉和奖项。

目前担任《中华心血管病杂志》与《中华医学杂志（英文版）》副总编辑、北京医学会血栓与止血分会主任委员、中华医学会心血管病分会结构性心脏病学组副组长、ISTH 旗舰杂志 *Journal of Thrombosis and Haemostasis* 副主编、意大利内科学会 *Internal and Emergency Medicine* 副主编及欧洲呼吸学会 *European Respiratory Review* 副主编等学术职务。2018 年作为发起人与东亚地区专家联合发起创办东亚肺高血压学会（EASOPH）。2019 年当选世界肺高血压协会（WSPHA）首届科学委员会委员。

截至 2020 年 5 月，共发表英文文章 111 篇，总计被引次数 10 738 次，总影响因子 1 052.137 分，h-index 36，i10 index 76。2019 年 12 月国际权威学术期刊《欧洲心脏杂志》（*Eur Heart J*，2019，40：3881–3885）在世界优秀心血管中心专栏长篇报道了荆志成教授领导的团队 20 年来在中国为心血管科学及患者所付出的努力和取得的成就。

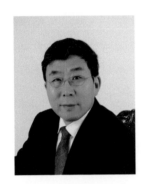

韩学斌

心血管内科主任医师，山西省心血管病医院院长。目前担任山西省医学会心血管病学专业委员会副主任委员、山西省医师协会肺血管病医师分会会长、中华医学会心血管病学分会肺血管病学组委员、中国医师协会心血管内科医师分会委员、山西省医学会医学教育专业委员会副主任委员、山西省健康协会心血管专业委员会副主任委员、中国医疗保健国际交流促进会心脏重症分会副主任委员、山西省医师协会副会长、山西省康复医学会副会长、山西省免疫学会第二届理事会副理事长、山西省医学会理事会副会长、全国心血管疾病介入诊疗技术培训项目专家委员会委员，《中华心力衰竭和心肌病杂志》编委，在国内外核心期刊发表多篇专业论文。

中文版序一

一切过往，皆是序章

2009 年 9 月 18 日，当时我在同济大学附属上海市肺科医院工作，受甘肃省人民医院李丽副院长邀请，参加甘肃省人民医院主办的"心血管影像学"主题研讨会。到机场接我的是甘肃省人民医院心内科的一位八零后青年医师，他低调、谦逊、有礼，令我印象深刻。兰州中川机场距离兰州市中心约 75 公里，路上我和这位青年医师聊了很久。至今我都能清晰地记得他对心血管影像学的热爱，特别是对肺血管解剖和影像学，他有很多自己的见解。我了解到他当时还是硕士，便鼓励他攻读肺血管病学的博士研究生，进一步深造。我相信以他的热情和专注，应该能在肺血管疾病领域有所作为。这位青年医师就是曹云山。

2011 年 5 月，我参加美国胸科学会（American Thoracic Society, ATS）在美国科罗拉多州丹佛市举办的学术年会，其间闲逛书展发现哈佛大学医学院附属麻省总医院放射科 Conrad Wittram 副教授编辑出版的新书 *Atlas of Pulmonary Vascular Imaging*，这应该是历史上第一部关于肺血管影像学的图谱专著，我立即买下，爱不释手。同年 8 月，曹云山考取南京医科大学李新立教授的博士研究生。

2014 年秋天曹云山以优异的成绩获得南京医科大学医学博士学位，并在李新立教授帮助下，赴美留学近 2 年，师从哈佛大学医学院附属麻省总医院心内科主任 Anthony Rosenzweig 教授，并与 Conrad Wittram 副教授相识而得以阅读 *Atlas of Pulmonary Vascular Imaging*。而这期间，我出差总是携带这本肺血管影像著作在旅途中阅读，很遗憾，有一次在德国法兰克福机场因转机匆忙，把这本心爱的图谱遗落在汉莎航空的班机上，发现后我努力查询多次，该航班乘务员都没有找到，在我心里就留下一个心结。

2016 年底曹云山留学归来，当时大多数综合性医院，特别是西北部的大学附属医学中心的心内科专家，主要以冠心病等常见疾病为自己的主攻方向，但曹云山在甘肃省人民医院独辟蹊径，在医院和科室领导支持下，联合放射科、核医学科等志同道合的专家积极开展肺血管疾病的临床、科研工作，可以说白手起家，艰苦奋斗，逐渐在甘肃乃至西北地区做得有声有色，救治了大量患者。每年 5 月 5 日全球肺高血压日，曹云山不辞辛苦，带领甘肃省很多基层医院，宣传肺高血压的防治，成为全国知名的青年肺血管疾病专家。这期间，我已经回到中国医学科学院阜外医院工作，曹云山常因疑难病例的诊治与我进行交流，他临床水平的突飞猛进及对事业的积极进取，让我十分惊讶和喜悦。

2017 年底在深圳召开"十三五"重点研发计划"罕见病队列研究""罕见类型肺动脉高压注册登记研究"启动会，我邀请曹云山代表甘肃省参会。会议期间我和曹云山聚在一起，回顾了他这几年的成长经历，都感触颇深。我真心盼望西北地区每个省份都有如同曹云山一样的青年专家，扎根在西北，努力钻研，因为西北地区的肺栓塞、慢性栓塞性肺血管疾病、先天性心脏病艾森门格综合征等肺血管疾病患者众多，如果这些患者能在当地得到一流的治疗，意义重大。

这几年，麻省总医院的那本如艺术品的 *Atlas of Pulmonary Vascular Imaging* 还时不时出现在我脑海里，我对在飞机上丢失那本图谱的事始终未能释怀。2020 年 5 月，全国上下共抗疫情期间，一封邮件解开了我多年的心结：我收到了曹云山的邮件，邮件内除了有那本美妙的 *Atlas of Pulmonary Vascular Imaging* 原版的 PDF 版本，还有精心翻译并校对过的中文翻译版本。原来这两年，曹云山联合首都医科大学附属北京安贞医院影像科李宇、山西省心血管病医院郭彦青等国内中青年专家，逐字逐句将我喜爱的那本 *Atlas of Pulmonary Vascular Imaging* 译成了中文，而且曹云山在邮件告诉我，他本人逐字逐句阅读校对了至少 5 遍。

念念不忘，必有回响。我可以想象到曹云山心无旁骛、专心致志逐字逐句推敲每张图、每句话、每个字的那种执着。我也环顾左右，我在北京相识的这些青年学子，有多少人能像曹云山这样，能坐冷板凳、逐字逐句地读书和翻译？我也在问自己，每天到底能花多少时间逐字逐句去读教科书？大家似乎都逐渐习惯了用手机阅览一些短平快的文章，却忽略了这些碎片化的信息永远无法构建教科书给我们的思维带来的系统理论体系。

岁月如梭，我认识曹云山已经 10 余年，我喜欢的这本图谱出版也已近 10 年。我想今日为曹云山这本译著写下序言，序言里一定珍藏下我们的计划：我们一定要在中国编著一本更美妙的肺血管图谱，向全世界发行，为全球的同行提供来自中国的医学与艺术。

一切过往，皆是序章。祝愿云山的译著顺利出版而为国内的同行所用，期待我们自己编著的图谱早日出版。

荆志成

2020 年 7 月 21 日

于北京协和医院

中文版序二

　　健康是促进人全面发展的必然要求，是经济社会发展的基础条件，是民族昌盛和国家富强的重要标志，也是广大人民群众的共同追求。肺血管疾病致死率和致残率均很高，是严重危害人民健康的重大疾病之一。

　　肺血管病学是一门研究肺血管病诊断、治疗、预防，以及相关基础、转化和精准医疗的重要临床学科。肺血管疾病包括肺栓塞、肺动脉高压、各类肺血管畸形等，其中肺栓塞和肺动脉高压，被定义为严重加重卫生保健负担的重要疾病。目前该疾病存在病因复杂、机制不清、漏诊率高、预后差、治疗不规范等情况，已成为临床面临的新挑战，也逐渐受到了国内外医学专家的广泛关注。

　　影像技术作为肺血管病学科迅速发展的重要领域，是肺血管疾病诊断和治疗不可或缺的重要基础和依据。由哈佛大学医学院附属麻省总医院 Conrad Wittram 编写的 *Atlas of Pulmonary Vascular Imaging*，内容翔实，权威实用，聚焦肺血管疾病的鉴别诊断。曹云山等将其译为中文出版，为我国肺血管影像学领域带来了福音。该书力求解决肺血管诊疗中的一些疑难问题，切实提高肺血管专业医师的诊疗能力和水平，具有较强的实用性，对提高我国肺血管疾病诊治能力和水平、造福广大肺血管病患者、推动全民健康具有积极的作用。

韩学斌

山西省心血管病医院

2020 年 5 月 15 日

中文版前言

肺血管病学是一门新兴学科，涉及多个学科和多种疾病，临床诊断较为复杂。对于冠状动脉狭窄来说，主要病因是冠状动脉粥样硬化性心脏病，主要诊断手段是冠状动脉造影。但是，对于肺血管狭窄来说，其病因主要包括血栓、血管炎、纤维纵隔炎和肿瘤等；由于病因的多样性，单纯肺动脉造影并不能够提供足够的信息，需要结合肺血管 CT、磁共振成像等多种影像手段来明确诊断，所以综合影像评估是诊断和鉴别肺血管疾病的重要方法。起初，我们并没有体会到影像的重要性。从事肺血管疾病临床与研究工作之后，我们深刻体会到肺血管影像对于肺血管疾病的诊断和鉴别尤为重要。作为从事肺血管病临床工作的专科医师，尤其是从事肺血管介入治疗的医师，必须熟知肺血管的正常解剖、变异及各种肺血管疾病的影像特点；作为影像科医师，熟知肺血管疾病的临床知识，对于精准判断和鉴别疾病至关重要。随着对肺血管疾病认识的深入以及肺血管介入治疗的逐渐成熟，临床对影像学也提出了新的要求。

从事肺血管病专业工作之初，我们特别希望能有一本详细介绍肺血管影像的参考书，而国内肺血管影像相关图书较少。后来我们发现了这本哈佛大学医学院附属麻省总医院 Conrad Wittram 编写的 *Atlas of Pulmonary Vascular Imaging*，简明扼要，重点突出。这本图谱首先详细介绍了正常的肺血管解剖和常见变异，然后系统介绍了各种肺血管疾病的影像表现以及识别伪影的技巧，并附有相关临床知识。作为肺血管病专业的心内科医师和影像科医师，我们阅读该书之后受益匪浅，于是决定将其翻译成中文，方便更多的国内学者参考。此项工作得到了北京协和医院心内科主任荆志成教授、山西省心血管病医院院长韩学斌教授的大力支持和指导，以及国内同行的鼎力协助。我们相信，该书中文版的出版一定能够使肺血管专业的医师以及相关专业人员获得很大的帮助。由于能力有限，难免有一些疏漏和错误，还请大家批评指正。

曹云山　郭彦青　李　宇

2020 年 5 月

英文版序

　　随着计算机断层扫描（CT）和磁共振成像（MRI）技术的不断改进，对胸部肺血管和体循环血管的描绘有了显著的改善。随着空间分辨率、对比分辨率和时间分辨率的提高，我们可以用前所未有的方式显示肺血管以及它们与胸内其他结构的关系。这种精确的血管细节提高了许多先天性和获得性疾病的诊断。在这本书中，Conrad Wittram 提供了简洁漂亮的正常解剖图像，详细地了解这一解剖有助于疾病的诊断，以及理解疾病背后的病理生理。

　　本书涉及了数量惊人的疾病，包括常见的和罕见的。第一章的正常解剖提供了精美的绘图和医学图像（X 线、CT、MRI 和血管造影）。接下来的两章是先天性肺部疾病和心脏疾病的血管变化。其余章节集中于特定类别的疾病，如肺栓塞、血管炎、肺高血压和肿瘤等。每一章内容都组织得很好，有清晰的图像和相关的参考书目。

　　这本重点突出的书将会引起所有放射科医师的极大兴趣，因为它帮助我们深入了解目前在日常实践中可获得的更多的血管细节，以及如何使用这些细节去得到更准确的诊断。每天处理这些问题的肺科医师和外科医师也将会从中得到启发。

Lawrence R. Goodman, MD, FACR

Professor
Department of Diagnostic Radiology and Diagnostic
Radiology and Pulmonary Medicine & Critical Care
Director
Department of Thoracic Imaging
Medical College of Wisconsin
Milwaukee, Wisconsin

英文版前言

多层螺旋CT已经彻底改变了急性肺栓塞的成像，并开创了一门新的放射学学科——肺血管成像。这本《肺血管影像图谱》全面、系统地阐明这一新学科的放射学、血管造影、磁共振、超声和核医学的影像学表现，以及常见的、不常见的和相当罕见的肺血管疾病的CT成像表现。

这本书是为放射科、呼吸科、心脏科或心胸外科的专科医师，以及在这些专科进行培训的住院医师而写。它为激发对肺血管疾病的兴趣和进一步的研究提供了基础。本书首先概述了正常肺血管解剖和常见变异，然后介绍了先天性异常、心脏病、栓子、原位血栓形成、血管炎、感染、肿瘤及全身性和肺部疾病对肺血管的影响，同时还介绍了肺血管动脉瘤和肺静脉瘤的影像学表现，并以肺动脉高压一章结束。正文内容以项目符号引领，内容简洁，仅提供重要的信息。同时，本书给那些想得到更加深入的信息的读者提供了建议阅读的文献。我希望这项工作将被证明是具有启发性和教育性的，并将最终使患者获益。

致谢

我要感谢 Sue Loomis 在绘制彩图和准备所有图片方面所做出的巨大努力。我还要感谢我的同事和不计其数的放射科专科培训医师、住院医师和医学院的学生，在我的职业生涯中能够与他们一起工作、学习、教学是我的荣幸和乐趣。

Conrad Wittram, MB, ChB
Associate Professor
Department of Radiology
Harvard Medical School
Massachusetts General Hospital
Boston, Massachusetts

目录

1. 解剖

Anatomy

供应肺的血管包括肺动脉、肺静脉和支气管动脉。在本章中，我们将阐述肺血管主要分支的走行分布及肺血管的变异。了解解剖变异非常重要，因为这种变异有时候和病变类似，必要时需要外科矫正和介入干预。

肺动脉

◆ 主肺动脉从右心室肺动脉瓣以远发出，并向头

侧和背部走行。它分为右肺动脉和左肺动脉（图 1.1~图 1.5）。

◆ 右肺动脉分为前干（上干）和叶间肺动脉。
◆ 左肺动脉供应左肺上叶、舌段和下叶。
◆ 双肺均有叶级肺动脉和 10 条段级肺动脉。
◆ 段级肺动脉与其伴行的支气管相邻，位于上叶支气管内侧以及舌段、中叶、下叶支气管的外侧。
◆ 亚段级肺动脉是段级肺动脉的直接分支。

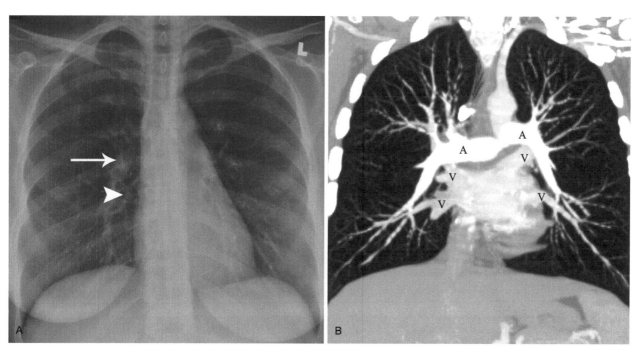

图 1.1（A~F） 女性，22 岁，正常胸部 X 线平片和 CT 图像。**A.** 胸部前后位 X 线平片。正常肺门影由肺动脉、肺静脉和支气管管壁组成。右上肺静脉与右肺叶间肺动脉重叠（箭形）。右下肺静脉也可以看到（箭头）。**B.** 同一患者的冠状位 CT 重建图像显示正常的左、右肺动脉（A）和左、右上下肺静脉（V）的肺门关系（后续见第 2 页）。

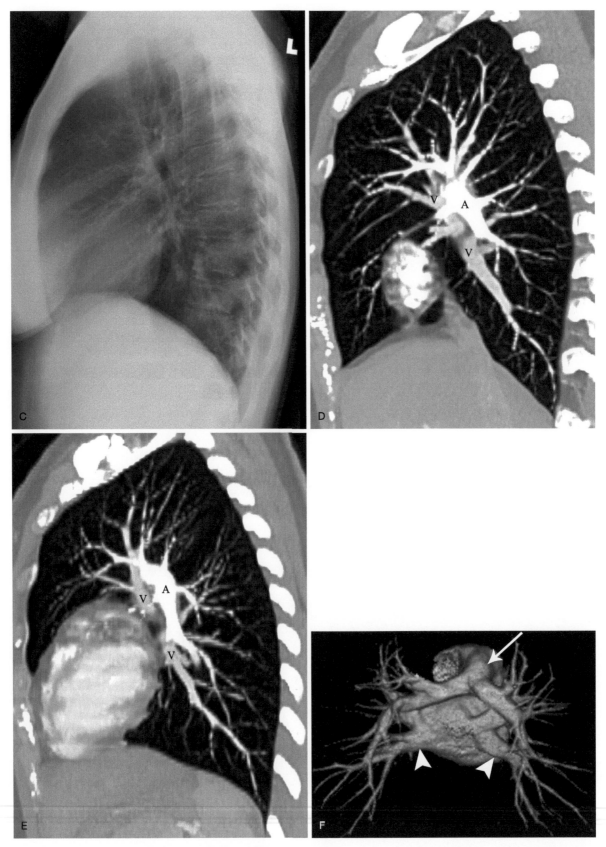

图 1.1（续） 女性，22 岁，正常胸部 X 线平片和 CT 图像。**C.** 正常侧位 X 线平片中两侧肺门影重叠，影像上很难辨认这一重合结构。**D.** 矢状位 CT 重建图像很好地显示了正常的右肺动脉（A）和右上、右下肺静脉（V）的肺门关系。**E.** 矢状位 CT 重建图像很好地显示了正常的左肺动脉（A）和左上、左下肺静脉（V）的肺门关系。**F.** CT 三维重建图像从背面显示了肺动脉相对于肺静脉的位置，标记的是主肺动脉（箭形）和下肺静脉（箭头）。

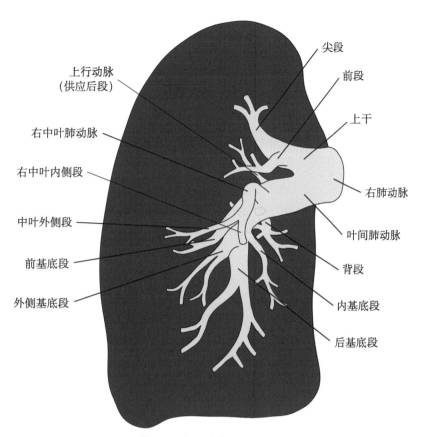

图1.2 右肺动脉解剖示意图。

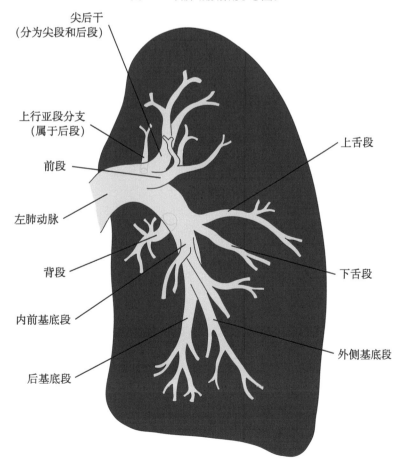

图1.3 左肺动脉解剖示意图。

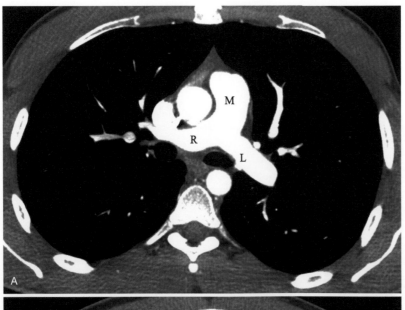

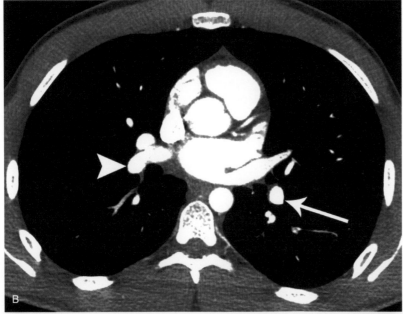

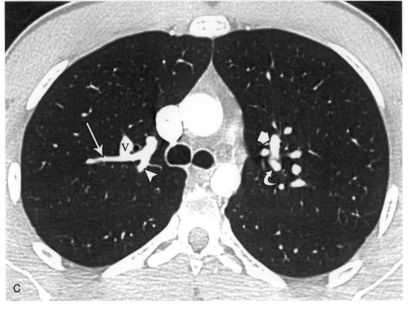

图 1.4（A~J） 女性，22 岁，正常肺动脉 CT 血管造影轴位图像。**A.** 纵隔窗可见正常主干（M）、右（R）和左（L）肺动脉。**B.** 左心房水平图像显示正常右肺叶间肺动脉（箭头）和左肺下叶肺动脉（箭形）。**C.** 肺窗气管隆突水平图像显示右肺上叶后段肺动脉的亚段分支（箭形和箭头）和右上肺静脉属支（V）。左侧可见尖段（短箭形）和后段（弯箭形）肺动脉（后续见第 5 页）。

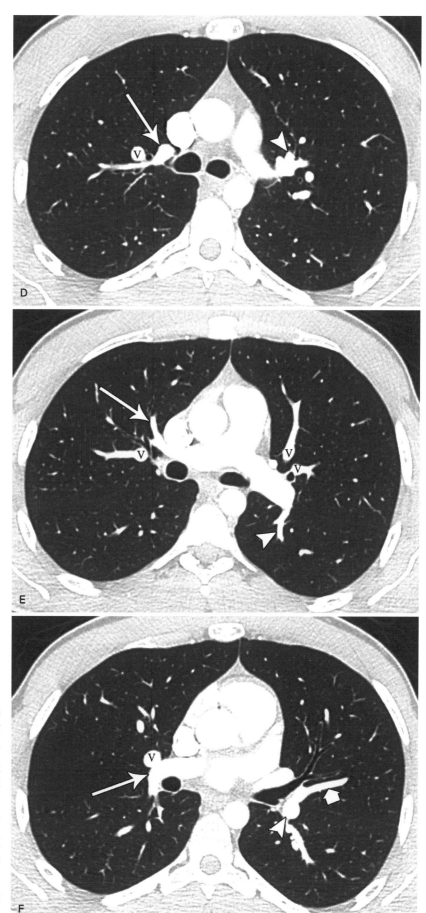

图1.4（续） 女性，22岁，正常肺动脉CT血管造影轴位图像。**D.** 比C图偏下层面的图像显示右肺上叶尖段肺动脉（箭形）和右上肺静脉属支（V），以及左肺上叶前段肺动脉（箭头）。**E.** 主肺动脉水平图像显示右肺上叶前段肺动脉分支（箭形）和右上肺静脉属支（V）。左侧可见左肺下叶背段肺动脉（箭头）和左上肺静脉属支（V）。**F.** 右心室流出道水平图像可见右肺叶间肺动脉（箭形）、右上肺静脉（V）、上舌段肺动脉（短箭形）和左肺下叶肺动脉（箭头）（后续见第6页）。

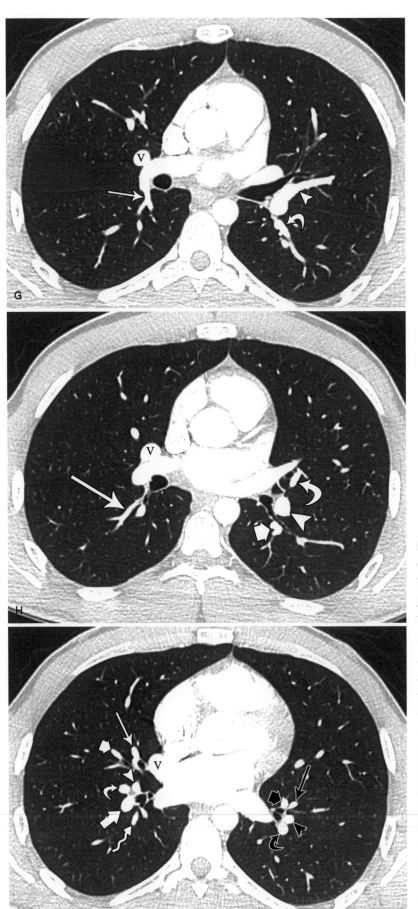

图 1.4（续） 女性，22 岁，正常肺动脉 CT 血管造影轴位图像。**G.** 比 F 图偏下层面显示右肺下叶背段肺动脉（箭形）、右上肺静脉（V）、舌段肺动脉（箭头）和左肺下叶背段肺动脉（弯箭形）。**H.** 左心房水平图像可见右肺下叶背段肺动脉（箭形）、右上肺静脉（V）、下舌段肺动脉（弯箭形）、左肺后基底段肺动脉（短箭形）和内前 - 外侧基底段肺动脉干（箭头）。**I.** 左心房水平图像可见右肺中叶内侧段肺动脉（白色长箭形）、右肺中叶外侧段肺动脉（白色短箭形）、右肺内基底段肺动脉（白色箭头）、右肺前基底段肺动脉（白色弯箭形）、外侧 - 后基底段肺动脉干（白色粗箭形）和肺静脉属支（白色波浪箭形）。图像左半部分可见左肺后基底段肺动脉（黑色弯箭形）和外侧基底段肺动脉（黑色箭头），以及内前基底段肺动脉发出的两个分支（黑色短箭形和长箭形）。在这副图像中，也可以看到右上肺静脉（V）和左右下肺静脉回流入左心房（后续见第 7 页）。

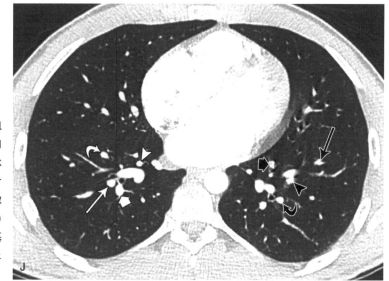

图 1.4（续） 女性，22 岁，正常肺动脉 CT 血管造影轴位图像。**J.** 左心房水平图像可见右肺内基底段肺动脉（白色箭头）、右肺前基底段肺动脉（白色弯箭形）、右肺外侧基底段肺动脉（白色箭形）、右肺后基底段肺动脉（白色粗箭形）。图像左半部分可见左肺后基底段肺动脉（黑色弯箭形）和外侧基底段肺动脉（黑色箭头），以及内前基底段肺动脉分出的亚段肺动脉（黑色短箭形和长箭形）。

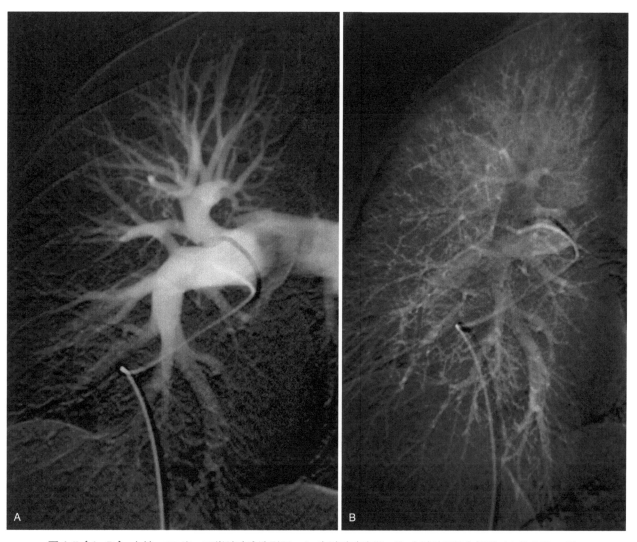

图 1.5（A~D） 女性，36 岁，正常肺动脉造影图。**A.** 右肺肺动脉期。**B.** 右肺肺毛细血管期（后续见第 8 页）。

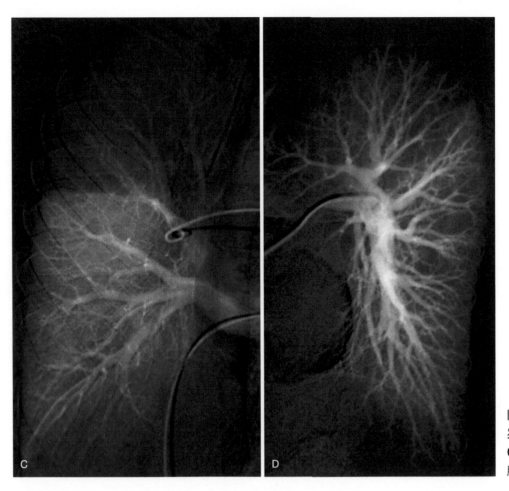

图1.5（续） 女性，36岁，正常肺动脉造影图。**C.** 右肺肺静脉期。**D.** 左肺肺动脉期。

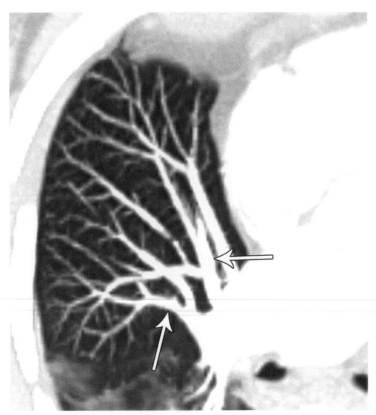

图1.6 女性，53岁，中叶肺动脉变异。CT最大密度投影（MIP）轴位图像可见右肺中叶外侧段和内侧段肺动脉分别从右肺叶间肺动脉发出（箭形）。

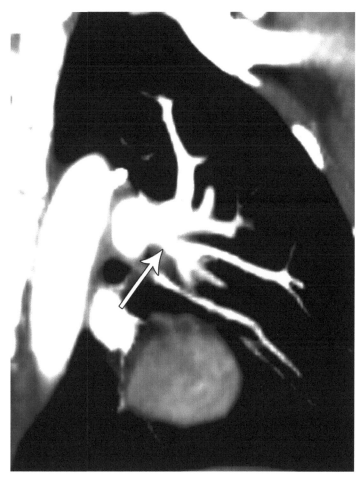

图 1.7 男性，64 岁，高位舌段肺动脉。斜矢状位 CT 重建图像可见舌段肺动脉从左肺上叶肺动脉发出（箭形）。

右肺动脉

◆ 前干肺动脉发出尖段和前段肺动脉，供应右肺上叶。上行肺动脉发自叶间肺动脉，供应后段。

◆ 中叶肺动脉从右肺叶间肺动脉向前发出，随后分出内侧和外侧段肺动脉。变异情况下，内侧和外侧段肺动脉直接从叶间肺动脉发出（图 1.6）。

◆ 叶间肺动脉发出中叶肺动脉后延续为右肺下叶肺动脉。下一个分支是背段肺动脉，它从右肺下叶肺动脉向后发出。然后，下叶肺动脉沿支气管分支方向发出 4 支基底段肺动脉。

左肺动脉

◆ 尖后干肺动脉发出尖段和后段肺动脉，供应左肺上叶。前段肺动脉直接从左肺动脉前向发出。也有一支上行亚段分支肺动脉供应后段。

◆ 舌段肺动脉从左肺动脉发出后分为上舌段和下舌段肺动脉。变异的舌段肺动脉从左肺上叶肺动脉（图 1.7）或左肺下叶肺动脉发出（图 1.8）。

◆ 背段肺动脉从左肺下叶肺动脉的后面发出；左肺下叶肺动脉发出背段肺动脉后延续为内前基底段和外后基底段肺动脉的共干动脉，前者再分为内基底段和前基底段肺动脉，后者分为外基底段和后基底段肺动脉。

正常肺动脉直径

◆ 自 20 世纪 70 年代以来，很多研究用不同方法学和在不同疾病人群中通过 CT 测量正常肺动脉直径。这些研究认为主肺动脉直径范围在 25~36 mm（图 1.9）。

◆ 主肺动脉直径超过 29 mm 被普遍认为主肺动脉增粗和提示肺动脉高压。

◆ 外周肺动脉直径和伴行支气管直径的比值的正常范围在 1.0~1.2。外周肺动脉增粗是肺动脉高压常见的 CT 征象。

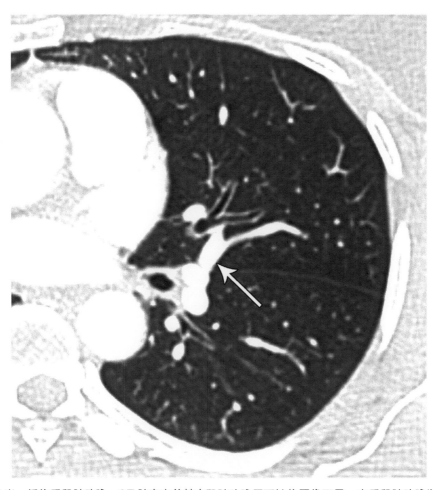

图1.8 女性，47岁，低位舌段肺动脉。CT肺窗内前基底段肺动脉层面轴位图像可见一支舌段肺动脉发自左肺下叶肺动脉（箭形）。

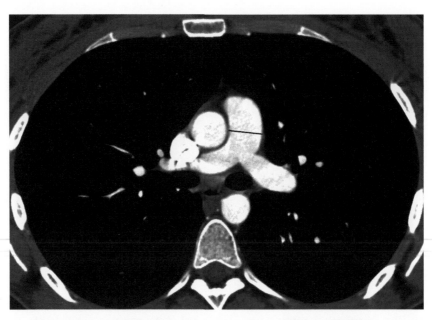

图1.9 女性，22岁，主肺动脉测量。轴位图像可显示主肺动脉最大直径。测量线与血管壁垂直（黑色直线），该病例主肺动脉的直径是25 mm。

肺静脉

- 肺静脉起自肺的周边，从次级肺小叶水平到肺亚段、段和叶水平。
- 右上、右下肺静脉和左上、左下肺静脉直接引流至左心房（图 1.1、图 1.4、图 1.10~ 图 1.12）。
- 右上肺静脉引流右肺上叶和右肺中叶。
- 右下肺静脉引流右肺下叶。
- 左上肺静脉引流左肺上叶和舌段。
- 左下肺静脉引流左肺下叶。
- 毛细血管前肺动脉高压患者中肺静脉直径往往是减小的，而在左心房压力增高患者中肺静脉直径是增宽的。

右肺静脉

- 右肺上叶尖段、前段和后段肺静脉在右肺叶间动脉前汇合形成前干肺静脉。
- 中叶外侧段和内侧段肺静脉汇合形成中叶干。中叶干和上叶肺静脉汇合形成右上肺静脉，然后进入左心房。
- 前基底段、后基底段、内侧基底段和外侧基底段肺静脉汇合形成基底干。基底干和背段肺静脉（引流下叶背段）汇合形成右下肺静脉，然后进入左心房（图 1.10）。

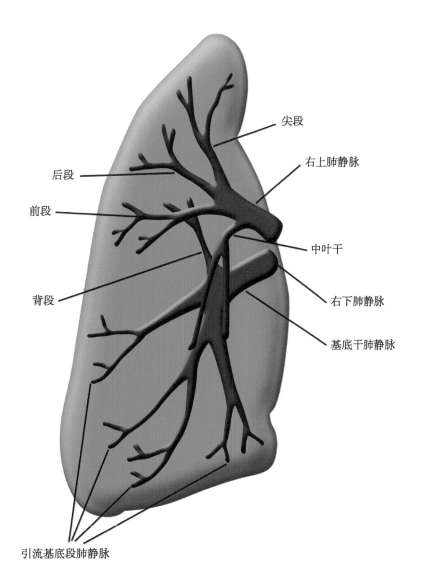

图 1.10 右肺静脉示意图。

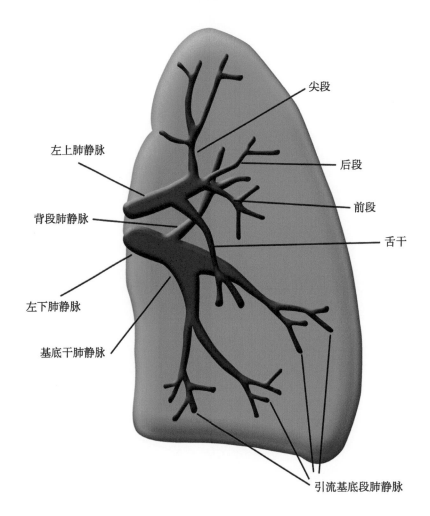

尖段

左上肺静脉

背段肺静脉

左下肺静脉

基底干肺静脉

后段

前段

舌干

引流基底段肺静脉

图 1.11　左肺静脉示意图。

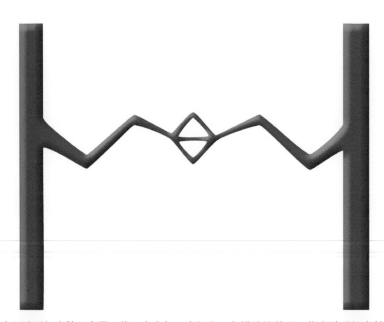

图 1.12　肺动脉、肺静脉和肺毛细血管示意图。位于中心处、中间有一条横线的菱形，代表肺毛细血管；肺毛细血管的右面是亚段肺动脉和段肺动脉，毛细血管的左面是引流肺静脉。

左肺静脉

◆ 左肺上叶尖段、前段和后段肺静脉在左肺动脉前汇合形成前干。

◆ 上舌段、下舌段肺静脉汇合形成舌干。舌干与上叶肺静脉汇合形成左上肺静脉，然后进入左心房。

◆ 内前基底段、后基底段和外侧基底段肺静脉汇合形成基底干。基底干与背段肺静脉（引流下叶背段）汇合形成左下肺静脉，然后进入左心房（图 1.11）。

肺静脉解剖变异

◆ 右肺上叶后段肺静脉走行于右肺中间干支气管的后面（图 1.13），而没有走行于右肺叶间肺动脉的前面。这一变异肺静脉通常汇入右下肺静脉，有时候直接汇入左心房。

◆ 中叶肺静脉有时会引流入右下肺静脉（图 1.14）或直接引流入左心房（图 1.15）。

◆ 同样，舌段肺静脉可以直接引流入左下肺静脉（图 1.16）。

◆ 上、下肺静脉合并形成左侧（或右侧）单肺静脉并通过单一开口直接进入左心房。同样，双上肺静脉或双下肺静脉合并均可发生。4 支肺静脉连接汇合形成一个共同的腔进入左心房，这种情况被称为三房心（cor triatriatum）。

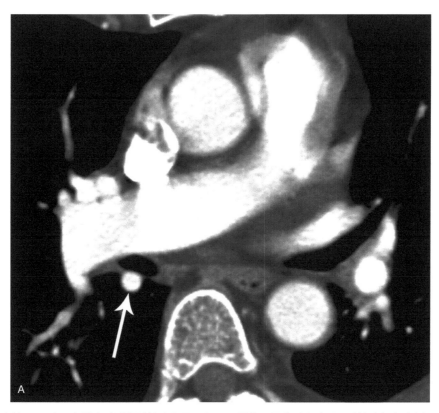

图 1.13（A、B） 女性，49 岁，右肺上叶后段肺静脉变异。**A.** CT 图像可见右肺上叶后段肺静脉在右肺中间干支气管的后面（箭形）（后续见第 14 页）。

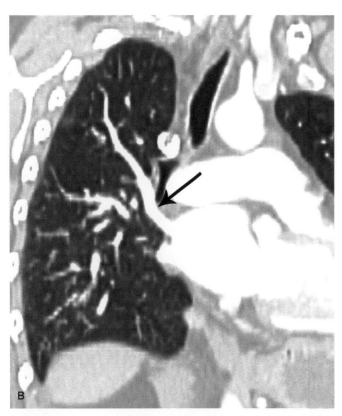

图 1.13（续） 女性，49 岁，右肺上叶后段肺静脉变异。
B. 斜冠状位 MIP 重建图像可见该肺静脉直接引流入左心房
（箭形）。

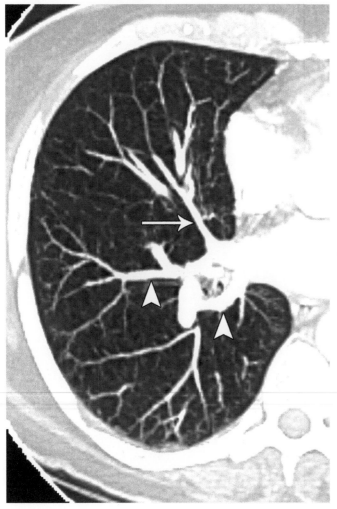

图 1.14 男性，51 岁，右肺中叶肺静脉变异。CT 轴位
MIP 图像可见中叶肺静脉（箭形）引流入右肺下叶肺静脉
分支（箭头）参与形成右下肺静脉。

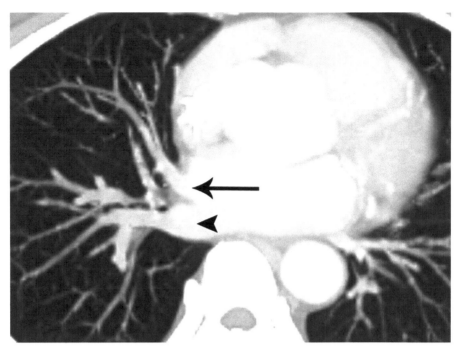

图 1.15　男性，69 岁，右肺中叶肺静脉变异。CT 轴位 MIP 肺窗图像可见一支中叶肺静脉直接引流入左心房（箭形）。右下肺静脉在更靠后的位置进入左心房（箭头）。

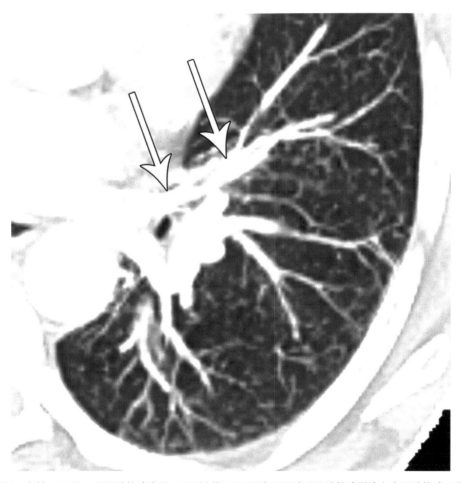

图 1.16　女性，72 岁，舌段肺静脉变异。CT 轴位 MIP 图像可见该舌段肺静脉引流入左下肺静脉（箭形）。

支气管动脉

- 支气管动脉起自降主动脉左主支气管水平，供应气管、支气管、食管和淋巴结。
- 支气管动脉最常见的分支形式（1 型）是由两支左侧支气管动脉和一支起自支气管肋间动脉干的右侧支气管动脉组成（图 1.17）。
- 第二种常见的分支形式（2 型）是由一支左侧支气管动脉和一支起自支气管肋间动脉干的右侧支气管动脉组成（图 1.17）。

- 另一种同样普遍的形式（3 型）是由两支右侧支气管动脉（一支起自支气管肋间动脉干，另一支右侧支气管动脉）和两支左侧支气管动脉组成（图 1.17）。
- 最少见的形式（4 型）是由两支右侧支气管动脉（一支起自支气管肋间动脉干，另一支右侧支气管动脉）和一支左侧支气管动脉组成（图 1.17）。
- 在造影时，右侧支气管肋间动脉干是最恒定的（图 1.18），起自主动脉的右后外侧。左、右支气管动脉起自主动脉前外侧。

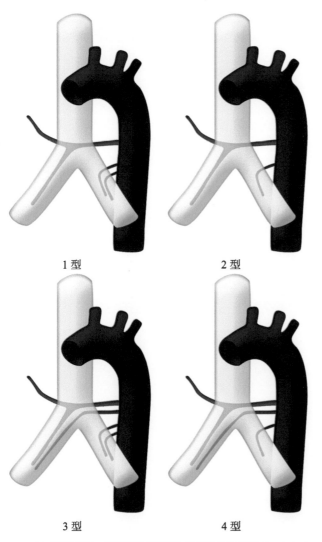

1 型　　　　　2 型

3 型　　　　　4 型

图 1.17　常见支气管动脉分支形式示意图。

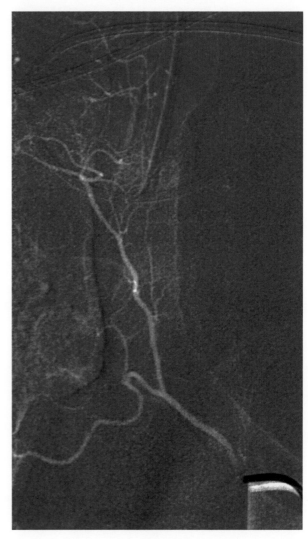

图 1.18　男性，27 岁，正常选择性支气管动脉造影。右侧支气管肋间动脉发出右侧支气管支，并向上延伸至右侧肋骨。

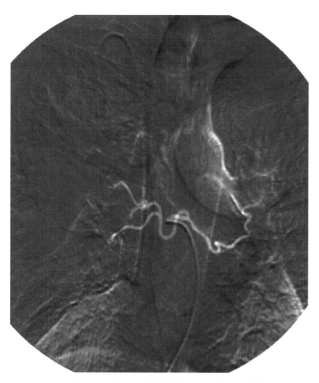

图 1.19 女性，36 岁，正常选择性支气管动脉造影。可见左右支气管动脉共同起源，供应左右两侧支气管。

- 左右支气管动脉有时会以共干的形式从胸主动脉前壁发出（图 1.19）。
- 不从降主动脉 T_5 和 T_6 水平发出的支气管动脉属于异常。可能的起源包括主动脉弓、内乳动脉、甲状颈干、锁骨下动脉、肋颈干、头臂动脉、心包膈动脉、膈下动脉和腹主动脉。
- 正常支气管动脉起源处测量直径 < 1.5 mm。血管直径 > 1.5 mm 为异常。

参考文献

[1] Cory RA, Valentine EJ. Varying patterns of the lobar branches of the pulmonary artery. A study of 524 lungs and lobes seen at operation of 426 patients. Thorax 1959;14:267–280.

[2] Edwards PD, Bull RK, Coulden R. CT measurement of main pulmonary artery diameter. Br J Radiol 1998;71(850):1018–1020.

[3] Ghaye B, Szapiro D, Dacher JN, et al. Percutaneous ablation for atrial fibrillation: the role of cross-sectional imaging. Radiographics 2003;23(Spec No):S19–S33, discussion S48–S50.

[4] Guthaner DF, Wexler L, Harell G. CT demonstration of cardiac structures. AJR Am J Roentgenol 1979;133(1):75–81.

[5] Haimovici JB, Trotman-Dickenson B, Halpern EF, et al; Massachusetts General Hospital Lung Transplantation Program. Relationship between pulmonary artery diameter at computed tomography and pulmonary artery pressures at right-sided heart catheterization. Acad Radiol 1997;4(5):327–334.

[6] Jackson CL, Huber JF. Correlated applied anatomy of the bronchial tree and lungs with a system of nomenclature. Dis Chest 1943;9:319–326.

[7] Kuriyama K, Gamsu G, Stern RG, Cann CE, Herfkens RJ, Brundage BH. CT-determined pulmonary artery diameters in predicting pulmonary hypertension. Invest Radiol 1984;19(1):16–22.

[8] Schmidt HC, Kauczor HU, Schild HH, et al. Pulmonary hypertension in patients with chronic pulmonary thromboembolism: chest radiograph and CT evaluation before and after surgery. Eur Radiol 1996;6(6):817–825.

[9] Tan RT, Kuzo R, Goodman LR, Siegel R, Haasler GB, Presberg KW; Medical College of Wisconsin Lung Transplant Group. Utility of CT scan evaluation for predicting pulmonary hypertension in patients with parenchymal lung disease. Chest 1998;113(5):1250–1256.

[10] Yoon W, Kim JK, Kim YH, Chung TW, Kang HK. Bronchial and nonbronchial systemic artery embolization for life-threatening hemoptysis: a comprehensive review. Radiographics 2002;22(6):1395–1409.

2. 先天异常

Congenital Anomalies

肺血管先天异常通常无症状，但可以在新生儿时期或之后出现。肺动脉先天异常有近端中断（如肺动脉缺如、发育不良、肺动脉狭窄）或异常起源（肺动脉吊带、永存动脉干）。肺动脉和肺静脉系统可以存在异常连接，如肺动静脉畸形。异常体循环动脉可以供应正常或异常肺组织（叶内型和叶外型肺隔离症、弯刀综合征），也可以发生体循环动脉至肺血管异常分流。肺静脉先天异常有部分或完全性肺静脉异位引流，其引流区域的肺组织可以是正常或异常肺组织。本章节中，我们通过具体案例展示多种不同而有趣的肺血管先天畸形。

肺动脉缺如

◆ 完全一侧肺动脉缺如是一种罕见畸形，右侧多

于左侧。

◆ 受累肺通常发育不全，并且可以缺如。

◆ 受累肺由体循环动脉侧支供血，主要来自支气管动脉，也可以是肋间动脉、内乳动脉、锁骨下动脉和无名动脉的跨胸膜分支。

◆ 左肺动脉缺如通常伴有右位主动脉弓和其他先天性心血管畸形。

◆ 患者可以无症状，或表现为反复肺部感染、咳血、劳力性气短和肺高血压。

◆ 典型的影像学表现为受累侧肺容积减小，伴膈肌抬高和纵隔向患侧移位（图 2.1 和图 2.2）；对侧肺过度膨胀。可见侧支血管（图 2.1）。

◆ 单侧肺动脉部分缺如也可以发生（图 2.3）。

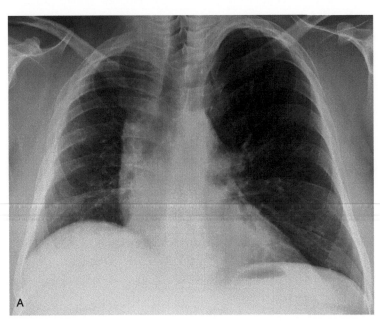

图 2.1（A~C） 男性，38 岁，右肺动脉缺如。**A.** 胸部 X 线平片可见纵隔向右侧移位和右肺发育不良伴右侧肺血管影减少（后续见第 19 页）。

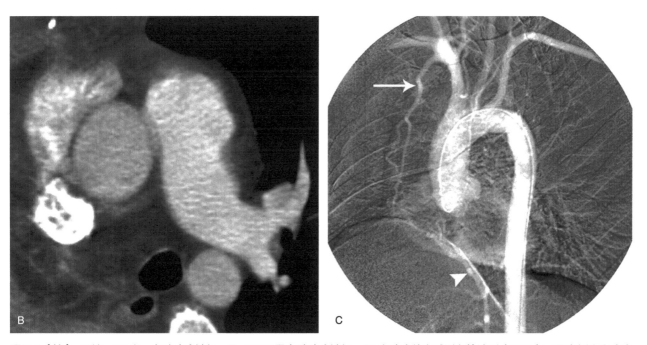

图 2.1（续） 男性，38 岁，右肺动脉缺如。**B.** CT 可见右肺动脉缺如。**C.** 主动脉数字减影血管造影（DSA）可见右侧内乳动脉（箭形）和右侧膈动脉（箭头）扩张。

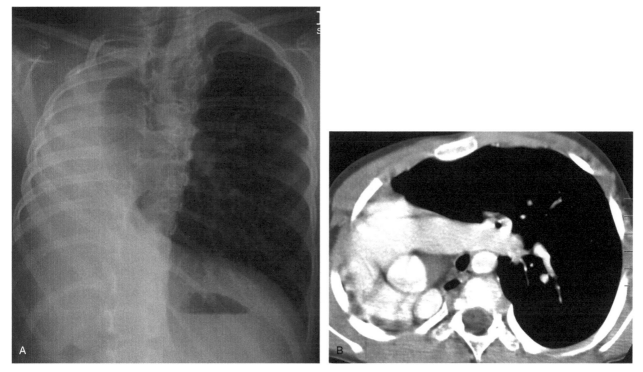

图 2.2（A、B） 男孩，7 岁，右肺缺如。**A.** 胸部 X 线平片可见右肺和右肺动脉缺如，纵隔完全移向右侧。**B.** CT 可见心脏贴于胸壁右侧，左肺代偿性过度膨胀。

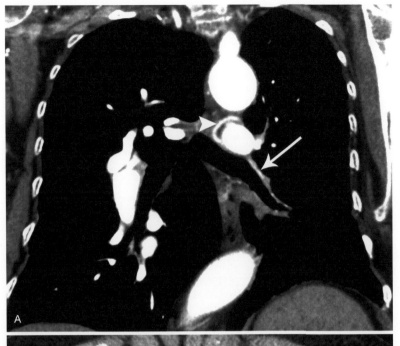

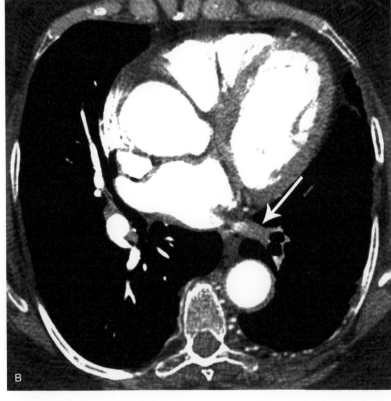

图 2.3（A、B） 女性，64 岁，左肺下叶肺动脉缺如。**A.** CT 冠状位重建可见左肺下叶肺动脉缺如（箭形）。可见支气管动脉侧支（箭头）。**B.** 左下肺静脉细小且充盈不良，提示肺静脉血流减少（箭形）。

肺动脉发育不全

- 单侧先天性肺动脉细小通常与同侧先天性小肺伴随发生（图 2.4），因为正常的肺发育需要正常的肺血流。

- 双侧肺动脉细小通常伴有先天性心脏病，尤其是法洛四联症。

- 法洛四联症的形态学特点包括肺动脉瓣下漏斗部狭窄、室间隔缺损、主动脉骑跨和右心室肥厚。

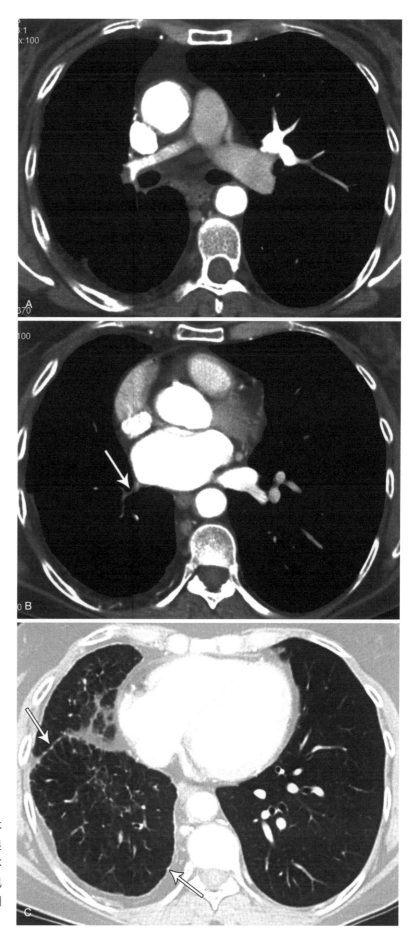

图 2.4（A~C） 女性，40 岁，肺动脉发育不全。A. CT 显示右肺动脉相对于左肺动脉明显细小。B. CT 偏下层面可见右下肺静脉发育不良呈鼠尾状（箭形）。C. 肺窗在肺底水平可见沿胸膜边缘分布的结节，很可能由于跨胸膜侧支血管所致（箭形）。

肺动脉狭窄

◆ 肺动脉狭窄可以伴有其他先天性心脏畸形，如 Williams 综合征，或作为一个独立的疾病发生（图 2.5）。

左肺动脉吊带畸形

◆ 左肺动脉异常起源于右肺动脉近端，穿行于气管和食管之间，并向左肺门延伸（图 2.6）。

◆ 受累患者一般可以分为两类。一类支气管正常；另一类气管支气管畸形，包括长段气管狭窄或膜部缺失，以及心血管畸形。

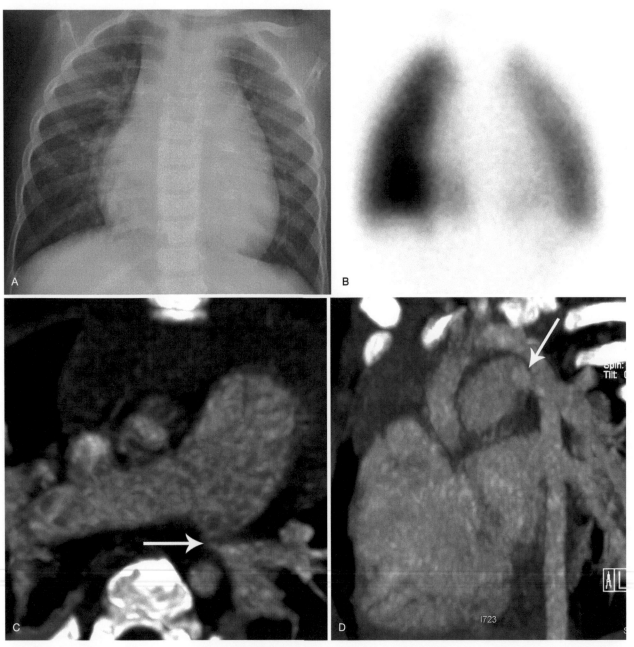

图 2.5（A~D） 男性，18 岁，肺动脉狭窄。**A.** 胸部 X 线平片显示心脏扩大，右侧肺血增多。**B.** 核素肺灌注显像显示左肺灌注减少。**C.** CT 显示左肺动脉狭窄（箭形）。**D.** CT 斜矢状位 MIP 重建图像显示左肺动脉起始部狭窄（箭形）。

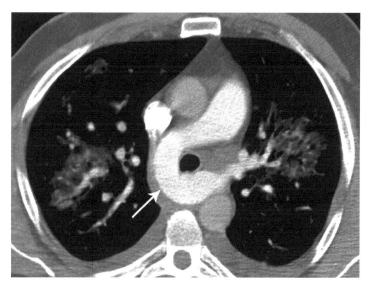

图 2.6　男性，45 岁，肺动脉吊带畸形。主肺动脉在分为左右肺动脉之前绕行食管右侧（箭形）。肺和胸膜出现充血性心力衰竭的征象。

- 有气管支气管畸形的患者婴儿期死亡率高。
- 无气管支气管畸形的患者通常无症状。左肺动脉吊带畸形在 X 线胸片上可以表现为纵隔肿块。

永存动脉干

- 永存动脉干是由原始心球间隔形成失败所致。
- 在新生儿时期，受累患者表现为发绀型心脏病和肺血增加。
- 共同动脉干由心室发出，只有一组由 2~6 个瓣叶组成的动脉瓣，供应体、肺动脉和冠状动脉循环。
- 所有患者均有高位室间隔缺损，35% 的患者有右位主动脉弓。
- 根据肺动脉起源位置，共同动脉干分为 4 型。1 型，主肺动脉短，从共干发出；2 型，左、右肺动脉从共干后壁发出；3 型，左、右肺动脉从共干外侧壁发出；4 型，左、右肺动脉从降主动脉发出。
- 影像可见心脏增大，主动脉增宽（图 2.7），通常伴有肺血增加，偶有肺水肿。

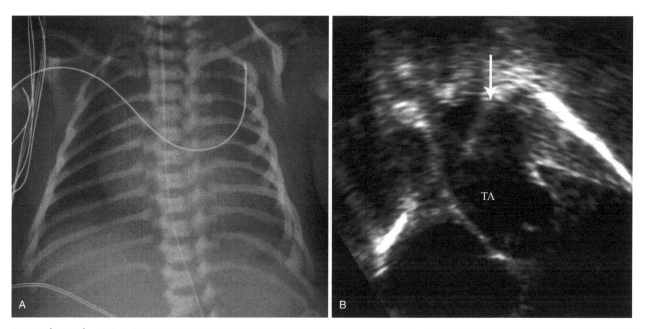

图 2.7（A~C）　新生儿永存动脉干。**A.** 胸部 X 线平片可见心脏扩大及上纵隔饱满，符合永存动脉干影像学表现，肺和胸膜腔正常。**B.** 心脏彩超可见永存动脉干（TA）及隔膜回声（箭形）（后续见第 24 页）。

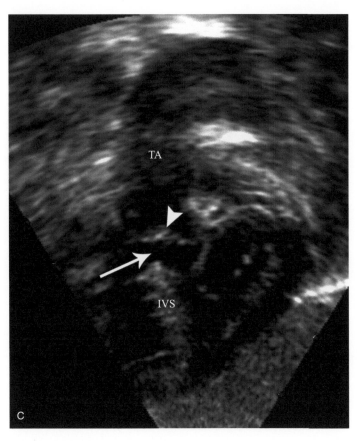

图 2.7（续） 新生儿永存动脉干。**C.** 共同动脉干（TA）位于室间隔（IVS）上部，共同动脉干瓣膜（箭头）处可见室间隔缺损（箭形）（感谢 David McCarty，M.D. 提供 B、C 图片）。

肺动静脉畸形

◆ 肺动静脉畸形可以单发、多发，或是系统性疾病 [如遗传性出血性毛细血管扩张症（hereditary hemorrhagic telangiectasia）或朗奥韦病（Rendu-Osler-Weber disease）] 的一部分。在这些系统性疾病中，先天性动静脉分流可以发生在皮肤、黏膜和其他器官。

◆ 获得性肺动静脉畸形可见于慢性肝病、肺高血压、体静脉－肺动脉吻合、感染和创伤。

◆ 影像通过显示肺动脉和肺静脉之间的异常交通帮助确定诊断（图 2.8~ 图 2.10）。

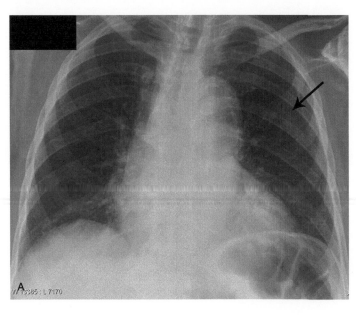

图 2.8（A~C） 女性，83 岁，动静脉畸形。**A.** 胸部 X 线平片可见左肺上叶锯齿状密度增高影（箭形）（后续见第 25 页）。

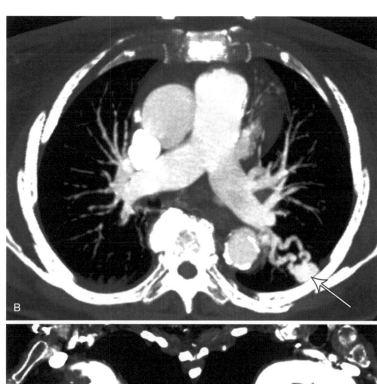

图 2.8（续） 女性，83 岁，动静脉畸形。B. CT MIP 重建图像可见周边动静脉畸形（箭形）。C. CT 曲面重建图像可见该畸形（箭形）由肺动脉（PA）分支发出并回流至左心房（LA），证明其为动静脉畸形。

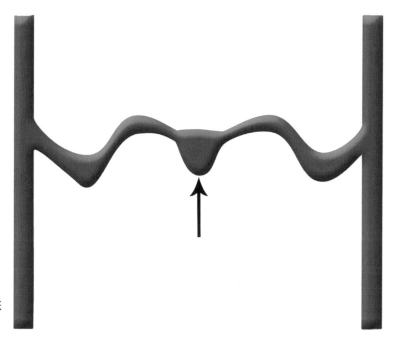

图 2.9 示意图可见动静脉畸形（箭形）伴扩张的供血动脉和增粗的回流静脉。

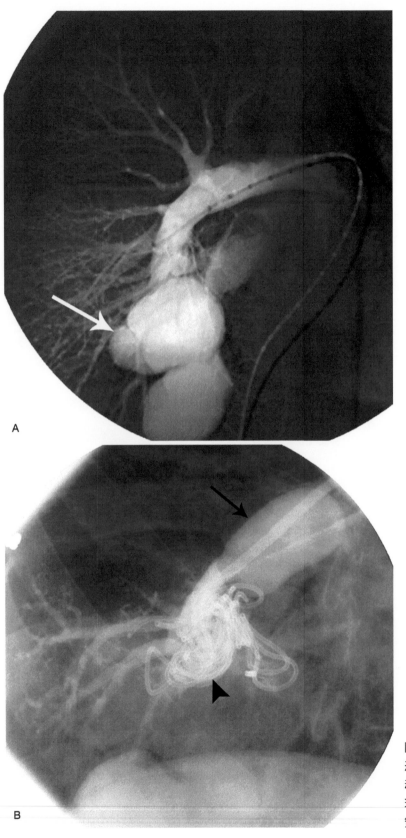

图 2.10（A、B） 女性，23 岁，动静脉畸形。**A.** 肺动脉造影可见右肺下叶内一处大的动静脉畸形（箭形）。**B.** 介入治疗需要使用球囊阻断上游动脉血流（箭形）然后释放弹簧圈（箭头）。

◆ 患者因为存在肺血管右向左分流，所以并发脑血管事件的风险较高。

◆ 较大的分流可以引起心力衰竭。可以采用介入封堵治疗防止发生心力衰竭（图 2.10）。

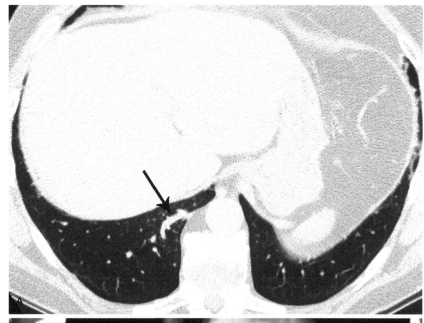

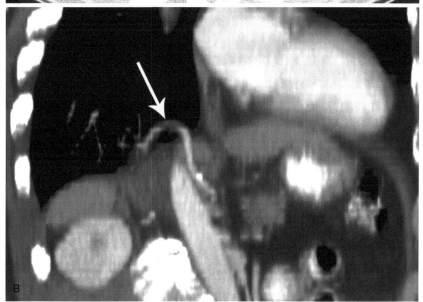

图 2.11（A、B） 男性，65 岁，右肺下叶肺动脉畸形。**A.** CT 肺窗可见一处异常血管（箭形），邻近脊柱。**B.** CT 斜矢状位重建图像显示该体动脉发自腹主动脉（箭形）。

体动脉供应正常肺组织

- 在无先天性心脏和肺部疾病的情况下，异常体动脉可供血给正常肺的一部分（图 2.11）。
- 胚胎时期主动脉和肺实质之间的交通连接持续存在导致该异常。
- 通常累及下叶基底段，左侧多于右侧。
- 受累基底段无肺动脉供血。
- 受累肺组织的支气管解剖正常。
- 静脉回流通过肺静脉进入左心房。
- 大多数成人患者无症状，而有些患者反复咯血。

叶内型肺隔离症

- 异常体动脉供应异常肺组织区域，通常在肺底部，并且被脏层胸膜包绕。
- 静脉回流通过下肺静脉进入左心房。
- 异常肺组织无肺动脉。
- 异常肺组织内通常无支气管。
- 叶内型肺隔离症通常在成年时发现，无伴发先天性畸形。
- 影像可见类似肺炎的密度增高影，伴或不伴气液平的肿块影或囊肿（图 2.12）。

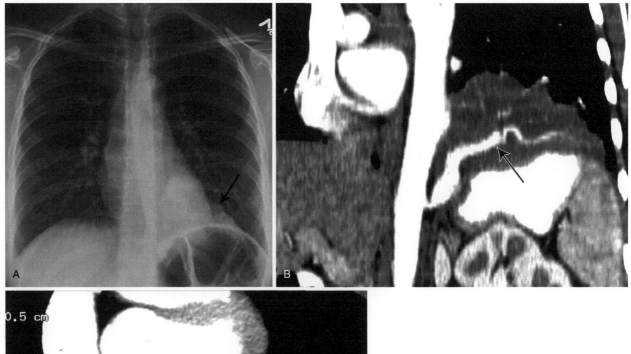

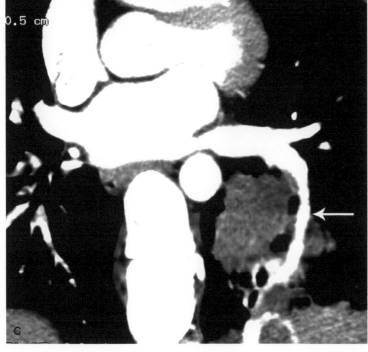

图 2.12（A~C） 女性，23 岁，叶内型肺隔离症。**A.** 胸部 X 线平片可见一向心脏后延伸的略呈分叶状的三角形密度增高影（箭形）。**B.** CT 曲面重建图像可见供血动脉来自腹主动脉（箭形）。**C.** CT 曲面重建可见静脉引流通过左下肺静脉进入左心房（箭形）。

叶外型肺隔离症

◆ 异常体动脉供应异常肺组织区域，通常在肺底部，被覆自身胸膜。左侧最常见，伴有先天性后外侧膈疝（Bochdalek 疝）。

◆ 静脉回流由异常体静脉通过奇静脉或半奇静脉引流至右心房。

◆ 可见肺动脉供应异常肺组织。

◆ 异常肺组织内的支气管可能与胃肠道相通。

◆ 叶外型肺隔离症在新生儿时期发病，并且常伴有先天性心脏病。

◆ 影像通常显示左半胸底部有一边界清楚的肿块影（图 2.13）。

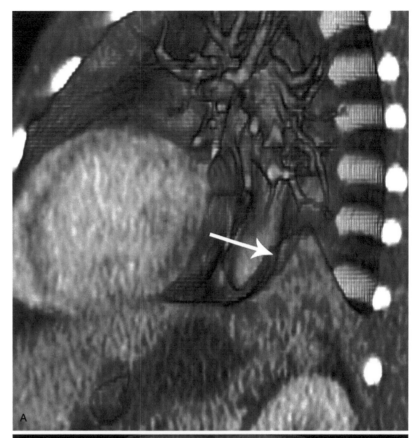

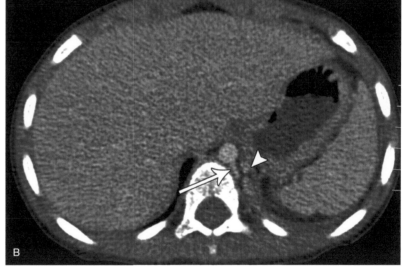

图2.13（A、B）　新生儿叶外型肺隔离症。A. CT 冠状位表面重建图像可见一边缘光滑的三角形肿块影与左半膈肌紧密相连（箭形）。B. CT 轴位增强图像可见供血动脉直接发自主动脉（箭形），静脉回流进入半奇静脉（箭头）。

肺发育不良综合征（弯刀综合征）

◆ 异常体动脉供应异常肺组织区域，通常在右肺基底部，伴膈膜膨出或横膈缺失。

◆ 静脉回流通常在右半膈肌下进入下腔静脉（弯刀静脉），但是也可以进入下腔静脉的肝上部分、肝静脉、门静脉、奇静脉、冠状静脉窦或右心房。

◆ 供应异常肺组织的肺动脉细小或缺如。

◆ 常见支气管异常，伴憩室和左侧支气管异构。

◆ 通常伴有心血管畸形。

◆ 临床表现从新生儿心力衰竭到成年无症状都可以出现。

◆ 影像通常在右半胸底部可见边界清楚的肿块影（图2.14）。

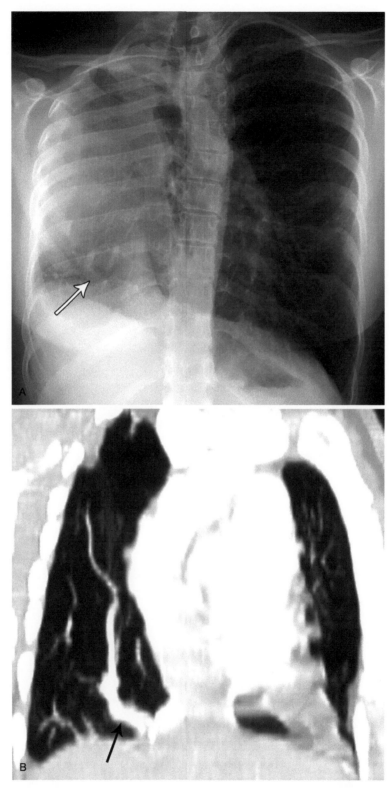

图 2.14（A~D） 女性，35 岁，弯刀综合征。**A.** 胸部 X 线平片可见右肺容积减少，纵隔向右侧移位及右侧膈肌抬高。可以看到朝右半膈肌方向走行的、呈弧形的部分肺静脉异常连接（箭形）。**B.** CT 冠状位 MIP 重建图像可见弯刀静脉与下腔静脉连接（箭形）（后续见第 31 页）。

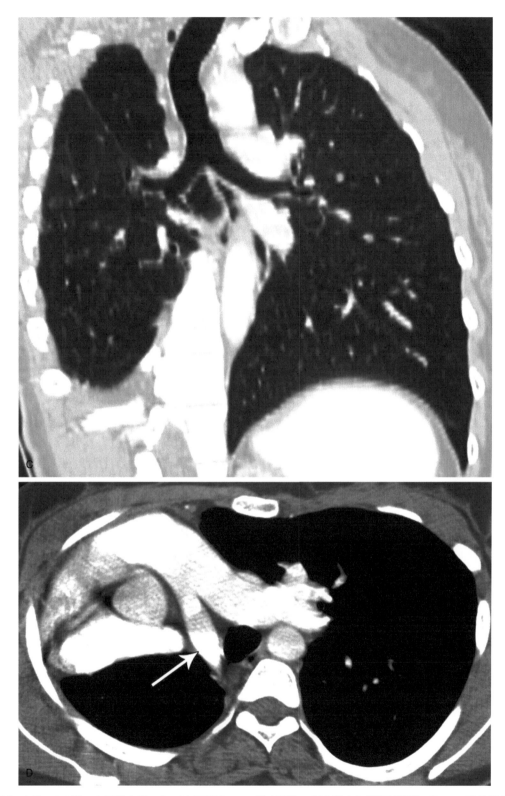

图 2.14（续）　女性，35 岁，弯刀综合征。**C.** CT 冠状位 MIP 重建图像可见右肺支气管解剖异常。**D.** CT 轴位图像可见右肺动脉发育不良（箭形）。

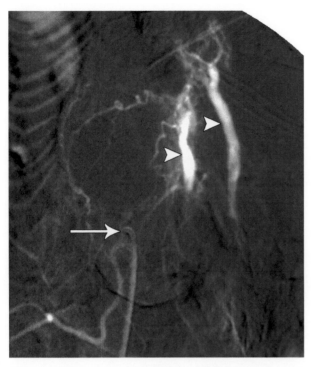

图2.15　男性，56岁，支气管动脉－肺静脉分流伴咯血。导管在支气管动脉内（箭形），而左肺上叶肺静脉属支内可见对比剂汇入及滞留（箭头）。

支气管动静脉畸形

◆ 支气管动静脉畸形是一种少见的先天性疾病，以支气管动脉和肺动脉或肺静脉之间异常交通为特征（图2.15）。

◆ 在4%的先天性肺动静脉畸形中，供血动脉源自体循环。

◆ 继发性动静脉畸形可能由于肺部炎症性疾病或肺部肿瘤导致。因此，先天性病变是一个排除性诊断。

◆ 患者可能无症状或可能危及生命，或者出现反复咯血。

部分性肺静脉异位引流

◆ 单侧或双侧肺静脉出现异常连接。

◆ 异常静脉回流部位通常位于上腔静脉和右心房。

◆ 可以合并冠状静脉窦型房间隔缺损。

◆ 右肺静脉与下腔静脉连接称为弯刀静脉，因为弯曲的形状类似土耳其或阿拉伯剑。

◆ 异常静脉在胸部X线平片上表现为束带状，也可在胸部CT上偶然发现（图2.16）。

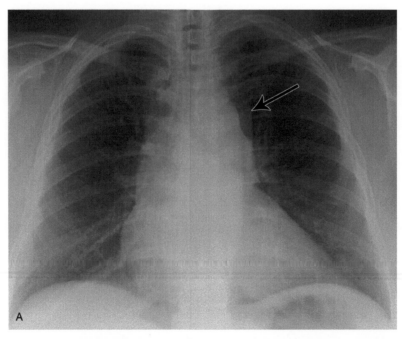

图2.16（A~C）　男性，37岁，部分性肺静脉异位引流。**A.** 胸部X线平片可见主动脉弓外侧一边界清楚的稍高密度影（箭形）（后续见第33页）。

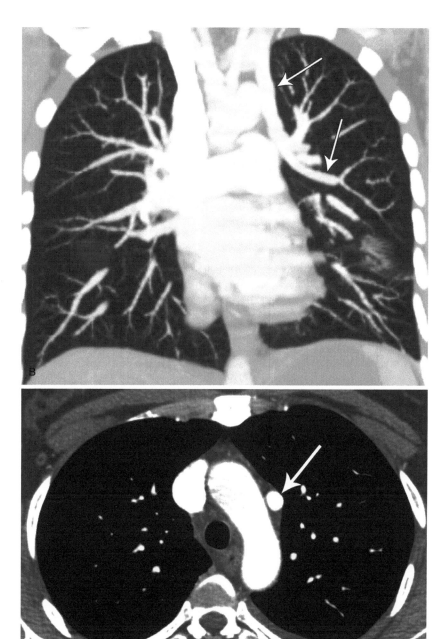

图 2.16（续） 男性，37 岁，部分性肺静脉异位引流。**B.** CT 冠状位 MIP 重建图像可见左肺上叶肺静脉引流入无名静脉（箭形）。**C.** CT 轴位图像上可以看到左肺上叶肺静脉（箭形），可能容易被误认为左侧上腔静脉。

完全性肺静脉异位引流

◆ 新生儿时期表现为发绀型心脏病伴肺血增加。
◆ 该病特点是双肺的肺静脉在左心房后部连接汇合，并与体循环静脉和（或）右心房连接（图

2.17）。血液通过房间隔缺损或未闭的卵圆孔进入左心房。
◆ 根据连接位置，分为心上型（图 2.18）、心内型、心下型或混合型。

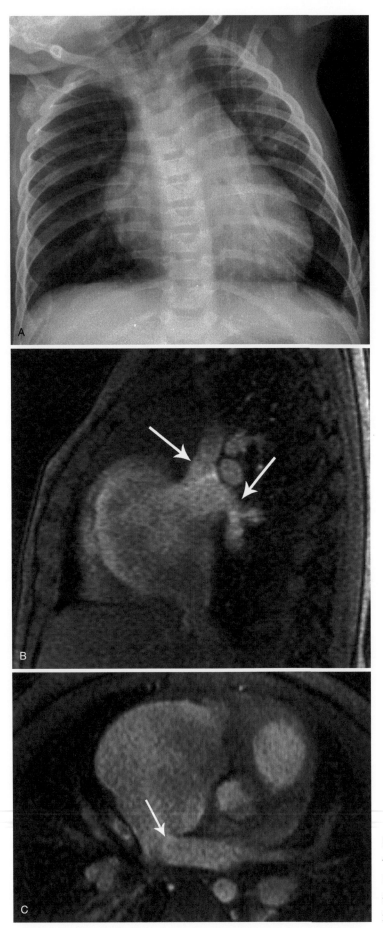

图 2.17（A~C） 男性，5 月龄，完全性肺静脉异位引流。**A.** 胸部 X 线平片可见心脏右缘膨出，肺血明显增多。**B.** MRI 可见右下肺静脉与上腔静脉汇合并流入右心房。**C.** MRI 轴位图像可见左下肺静脉在进入右心房前形成共干（箭形）。

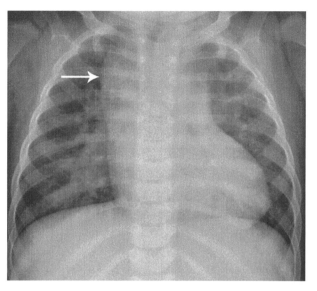

◆ 心上型和心内型通常没有血流梗阻表现，而双侧心下型异常连接，因为血液通过肝窦，几乎都有梗阻性改变。

图 2.18　男性，9 月龄，完全性心上型肺静脉异位引流。心影增大、上腔静脉（箭形）和无名静脉扩张导致心脏呈"8"字征。肺血管直径增粗（肺血增加）。

参考文献

[1] Bush A. Congenital lung disease: a plea for clear thinking and clear nomenclature. Pediatr Pulmonol 2001;32(4):328–337.

[2] Castañer E, Gallardo X, Rimola J, et al. Congenital and acquired pulmonary artery anomalies in the adult: radiologic overview. Radiographics 2006;26(2):349–371.

[3] Do KH, Goo JM, Im JG, Kim KW, Chung JW, Park JH. Systemic arterial supply to the lungs in adults: spiral CT findings. Radiographics 2001;21(2):387–402.

[4] Goo HW, Park IS, Ko JK, et al. CT of congenital heart disease: normal anatomy and typical pathologic conditions. Radiographics 2003;23(Spec No):S147–S165.

[5] Uchiyama D, Fujimoto K, Uchida M, Koganemaru M, Urae T, Hayabuchi N. Bronchial arteriovenous malformation: MDCT angiography findings. AJR Am J Roentgenol 2007;188(5):W409–W411.

[6] Yamanaka A, Hirai T, Fujimoto T, Hase M, Noguchi M, Konishi F. Anomalous systemic arterial supply to normal basal segments of the left lower lobe. Ann Thorac Surg 1999;68(2):332–338.

[7] Zylak CJ, Eyler WR, Spizarny DL, Stone CH. Developmental lung anomalies in the adult: radiologic-pathologic correlation. Radiographics 2002;22(Spec No):S25–S43.

3. 心脏疾病
Cardiac Disease

心脏与肺在结构和功能上是紧密联系的，所以心脏疾病常常导致肺功能障碍。正常情况下，肺血管是低压力、低阻力的系统，顺应性高，血流储备能力大。然而，在左向右分流的先天性心脏病患者中，肺动脉血流增多与压力增高引起了肺血管进行性的病理改变。这些病理改变最终导致肺血管阻力增加、不可逆的肺高血压、右心功能衰竭及右向左分流，这种情况被称为艾森门格（Eisenmenger）综合征。本章以左向右分流的先天性心脏病房间隔缺损、室间隔缺损和动脉导管未闭为例，探讨心脏疾病对肺血管系统的影响，阐释急性和慢性肺静脉高压的肺部影像改变和获得性二尖瓣狭窄导致的肺血管改变。

房间隔缺损

- 房间隔缺损占成人先天性心脏病的 1/3。
- 最常见的是继发孔型房间隔缺损，缺损位于卵圆窝；其次是原发孔型房间隔缺损，静脉窦型房间隔缺损最少见。
- 静脉窦型房间隔缺损常伴有一支或所有右肺静脉异位引流。
- 超声心动图是诊断房间隔缺损的首选方法。
- 胸部 X 线平片特征性显示主肺动脉扩张、中央及外周肺血管直径增加（图 3.1）。

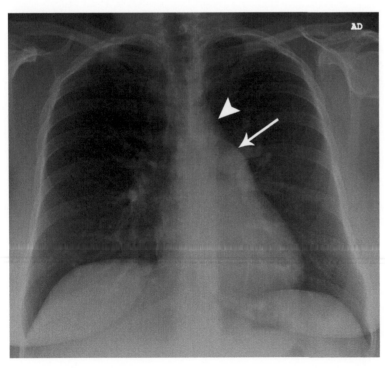

图 3.1　女性，23 岁，房间隔缺损。心脏大小正常；主肺动脉扩张（箭形）及主动脉弓变小（箭头）。中央肺动脉轻度扩张。

室间隔缺损

◆ 室间隔缺损是婴幼儿和儿童最常见的先天性心脏病。

◆ 70% 的缺损位于室间隔膜部，20% 的缺损位于肌部，5% 的缺损紧靠主动脉瓣，5% 的缺损靠近二尖瓣与三尖瓣连接处并合并房室管畸形。

◆ 大缺损患者在婴幼儿时期就发展至心力衰竭（图3.2）。存活至成年的患者通常合并肺高血压，进而出现右心室肥厚、扩大。

◆ 室间隔缺损常常合并复杂先天性心脏病。

◆ 胸部 X 线平片可显示心脏大小正常或心脏扩大。可见中央肺动脉扩张及外周肺动脉直径增加（图3.3）。

◆ 断层影像可见主要缺损及合并存在的缺损（图3.4）。

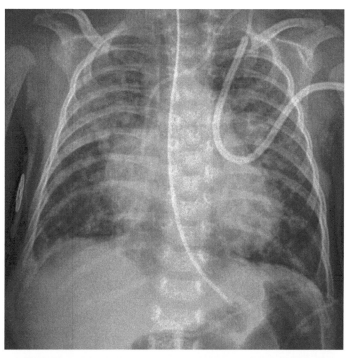

图 3.2　男性，3 月龄，大室间隔缺损。胸部 X 线平片显示心脏扩大、肺血管明显扩张和肺门周围实变，符合肺泡性肺水肿表现。

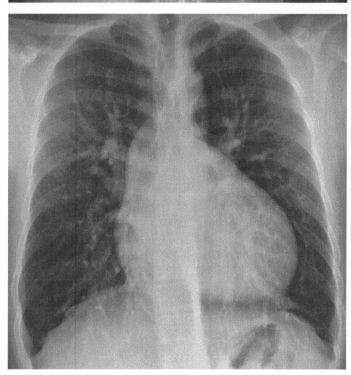

图 3.3　男性，24 岁，室间隔缺损合并右心室流出道漏斗部狭窄。心脏扩大。中央肺动脉及外周肺动脉扩张。

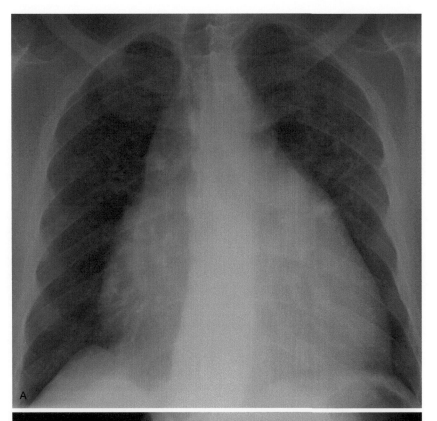

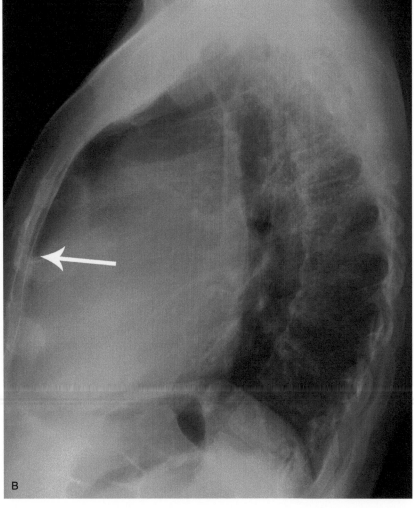

图 3.4（A~D） 男性，60 岁，室间隔缺损。**A.** 胸部 X 线平片提示心脏扩大。主肺动脉、中央肺动脉及外周肺动脉均扩张。**B.** 胸部侧位 X 线平片可见胸骨后正常的半透明区变小（箭形），提示右心室扩大（后续见第 39 页）。

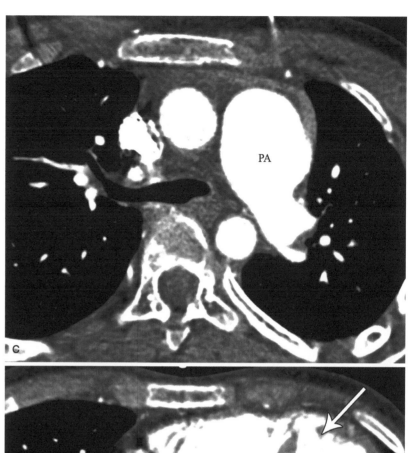

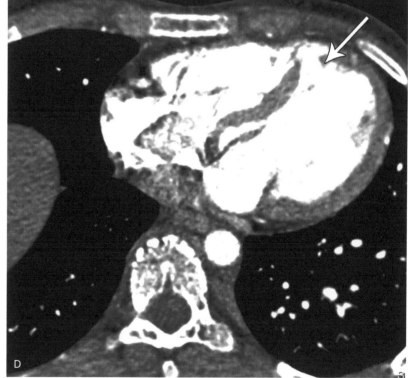

图 3.4（续） 男性，60 岁，室间隔缺损。
C. CT 可见扩张的主肺动脉（PA）。**D.** 向
下层面的 CT 图像显示室间隔缺损（箭形）。

动脉导管未闭

◆ 在胎儿时期，动脉导管连接左肺动脉与左锁骨
  下动脉以远的降主动脉。

◆ 出生后，如果动脉导管没有自动闭合，会出现
  从降主动脉至肺动脉的连续性左向右分流。

◆ 超声心动图是首选的诊断手段。

◆ CT 可以用于动脉导管未闭的评估；术前用来评
  估动脉导管的大小与形状，以及导管是否有钙
  化（图 3.5）。

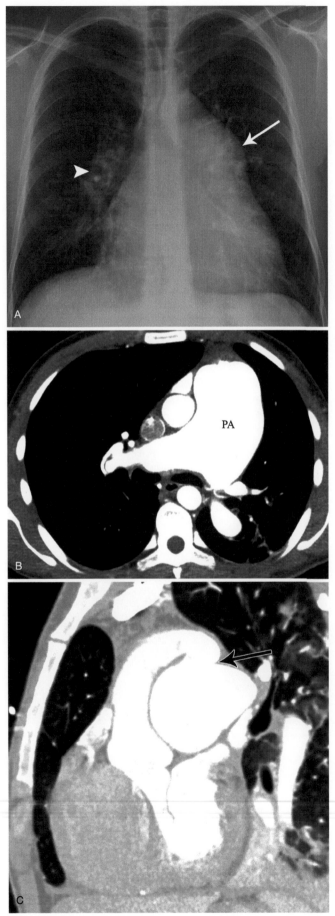

图 3.5（A~C）　男性，23 岁，动脉导管未闭。**A.** 胸部 X 线平片显示左心房及左心室扩大。主肺动脉（箭形）及中央肺动脉（箭头）均扩张，提示肺动脉高压。**B.** CT 显示主肺动脉（PA）明显扩张。**C.** CT 矢状位 MIP 重建成像显示动脉导管（箭形）向上连接主动脉，向下连接明显扩张的肺动脉。

急性肺静脉高压

◆ 急性毛细血管静水压增高可导致肺组织内血管外液增多，这种情况称为间质性和肺泡性肺水肿。

◆ 平均动脉跨壁压达到 15~25 mmHg 即可导致肺血管边界不清、支气管血管周围间质增厚、小叶间隔增厚（Kerley 线）及胸腔积液（图 3.6~图 3.11）。

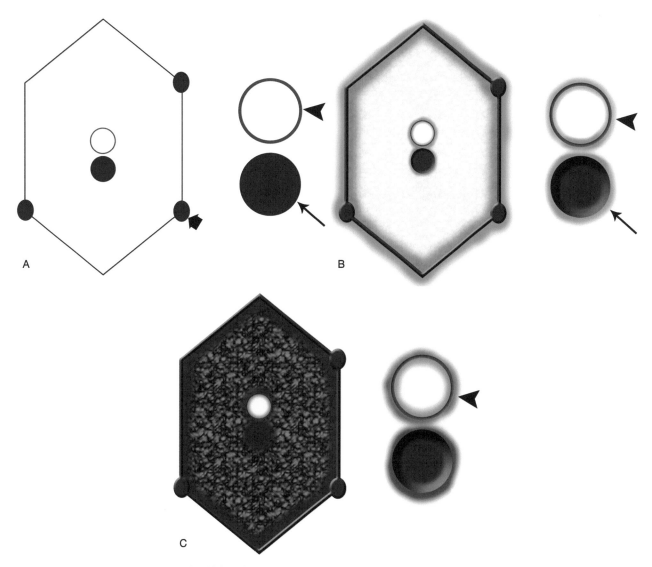

图 3.6　**A.** 正常次级肺小叶和支气管血管束示意图。六边形代表次级肺小叶；中间是细支气管（绿圈）和肺小动脉（红圈）；外周是肺小静脉（粗短箭形）。右边是支气管（箭头）和肺动脉（箭形）的横断面。**B.** 间质性肺水肿示意图。肺实质的密度增高，但血管仍然容易分辨，这是磨玻璃样改变。次级肺小叶边缘水肿增厚或小叶间隔增厚（Kerley 线）。支气管和血管均显示支气管血管周围间质增厚，表现为支气管袖套征（箭头）及血管边缘模糊（箭形）。**C.** 肺泡性肺水肿示意图。肺实质的密度进一步增加；血管显示模糊，支气管内的气体与实变的肺泡水肿形成对比，表现为支气管充气征（箭头）。

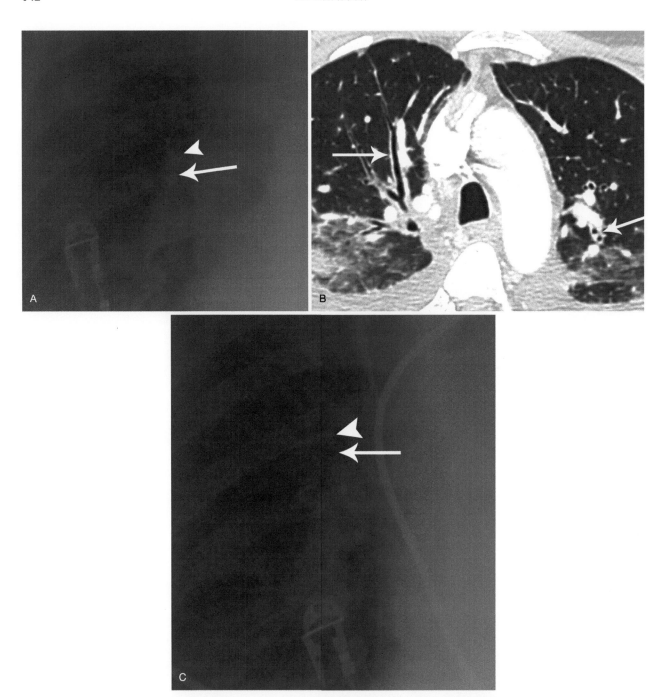

图 3.7（A~C） 男性，56 岁，间质性肺水肿。A. 支气管血管周围间质增厚在胸部 X 线平片表现为右肺上叶前段支气管末端袖套征（箭形）及伴行肺动脉直径增大（箭头）。B. CT 同样显示邻近该支气管（箭形）及伴行肺动脉的支气管血管周围间质增厚。C. 与图 A 相比，治疗后的右肺上叶前段支气管（箭形）及肺动脉（箭头）的支气管血管周围间质增厚明显减轻。

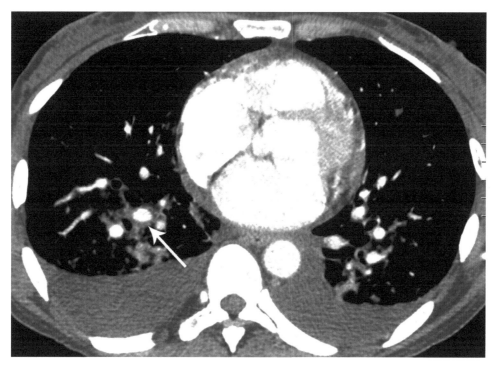

图 3.8 女性，53 岁，充血性心力衰竭。增强 CT 显示右下肺静脉分支（箭形）及相邻的支气管和肺动脉周围水肿所致支气管血管周围间质增厚。也可见双侧胸腔积液。

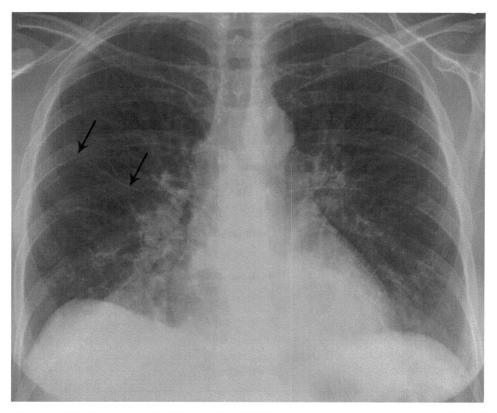

图 3.9 女性，37 岁，间质性肺水肿。胸部 X 线平片可见弥漫性间质水肿，部分表现为自肺门呈放射状发出的细长线条，被称为 Kerley A 线（箭形）。

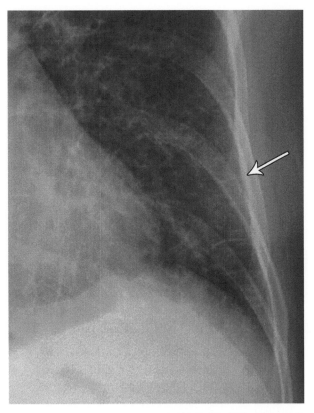

- 平均动脉跨壁压超过 25 mmHg 可导致广泛的肺泡性肺水肿。表现为典型的肺门周围分布的、边界模糊的腺泡结节影，合并形成实变（图 3.6C 和图 3.12）。
- 心肌梗死后乳头肌断裂所致的急性二尖瓣关闭不全可以引起右肺上叶实变（图 3.13）。发生这种影像变化的原因是二尖瓣平面向右后上倾斜。因此，反流束优先直接向上流入右上肺静脉。

图 3.10　男性，71 岁，急性心肌梗死后肺水肿。胸部 X 线平片左肺下叶放大图像可见短而细的外周线，垂直于胸膜表面，延伸至肺外带；这些代表小叶间隔增厚或 Kerley B 线（箭形）。

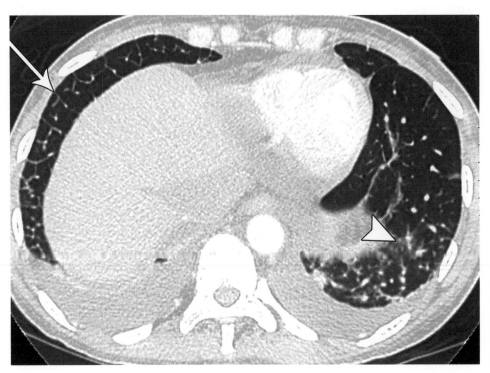

图 3.11　女性，53 岁，充血性心力衰竭。CT 显示小叶间隔光滑增厚（箭形）、斑片状磨玻璃影（箭头）和双侧胸腔积液。

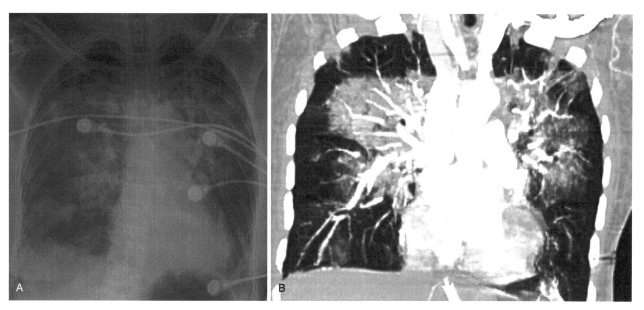

图3.12（A、B）　男性，57岁，急性心房颤动合并急性肺水肿。A. 胸部X线平片显示两侧肺门周围实变。也可见气管插管、心电监护电极和双侧胸腔积液。B. 肺动脉CT血管造影冠状位重建图像显示经典的"蝙蝠翼"状分布的肺泡性肺水肿。

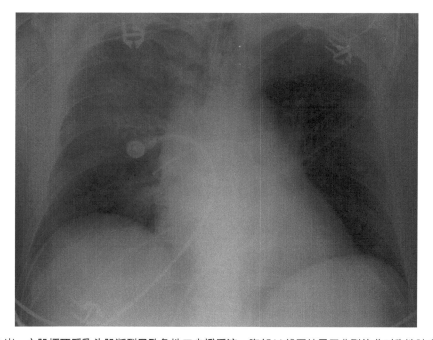

图3.13　男性，59岁，心肌梗死后乳头肌断裂导致急性二尖瓣反流。胸部X线平片显示典型的非对称性肺水肿表现，主要累及右肺上叶。

慢性肺静脉高压

◆ 二尖瓣狭窄是经典的例子。

◆ 慢性肺静脉高压最早的X线表现为上肺动、静脉扩张（图3.14A、C）。

◆ 与急性肺静脉高压相比，由于慢性病程中血管张力增加及血管重构，所以慢性肺静脉高压的

间质（图3.14B）和肺泡水肿在平均动脉跨壁压稍高的情况下发生。

◆ 淋巴引流增加。通过淋巴引流消除过多的液体需要一定时间，在急性状态下达不到最大引流容量。心力衰竭患者常常也存在纵隔淋巴结增大（图3.15）。

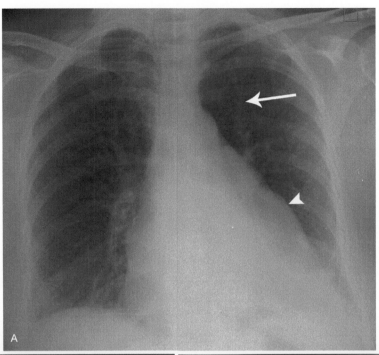

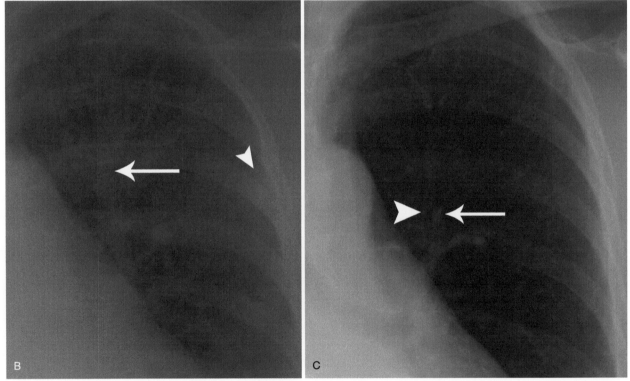

图 3.14（A~C） 男性，43 岁，二尖瓣狭窄。**A.** 胸部 X 线平片显示心脏扩大，左心耳扩大（箭头）和肺上叶血流再分布（箭形）。**B.** 患者心力衰竭发作时左肺上叶放大图像显示肺上叶血流再分布、扩张的左肺上叶肺血管轮廓模糊（箭形）和 Kerley B 线（箭头），提示间质性肺水肿。**C.** 治疗后左肺上叶放大图像显示左肺上叶前段支气管末端表现正常（箭头），伴行肺动脉稍增粗（箭形）。

◆ 肺静脉高压是肺动脉高压的原因之一。伴有肺动脉张力增高，以及肺和血管重构：肺泡纤维化、内皮基底膜增厚、肺动脉内膜纤维化和中层增厚。通过早期手术矫正，部分病理改变可以逆转。

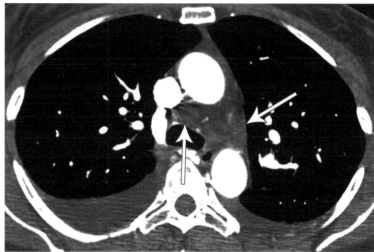

图 3.15 女性，44 岁，心力衰竭发作。CT 显示左侧气管旁及主肺动脉窗内增大的淋巴结（箭形），纵隔脂肪密度增加。

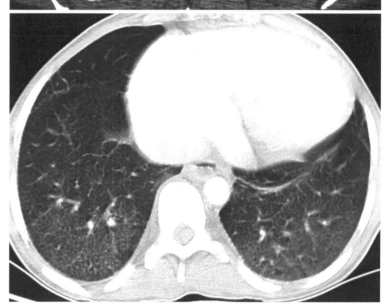

图 3.16 男性，27 岁，二尖瓣狭窄伴肺含铁血黄素沉着。CT 显示弥漫性磨玻璃样改变和小叶中心结节。

◆ 二尖瓣狭窄的其他肺部表现包括弥漫性肺泡出血、肺含铁血黄素沉着（图 3.16）和肺骨化。

参考文献

[1] Gehlbach BK, Geppert E. The pulmonary manifestations of left heart failure. Chest 2004;125(2):669–682.

[2] Gluecker T, Capasso P, Schnyder P, et al. Clinical and radiologic features of pulmonary edema. Radiographics 1999;19(6):1507–1531, discussion 1532–1533.

[3] Haramati LB, Glickstein JS, Issenberg HJ, Haramati N, Crooke GA. MR imaging and CT of vascular anomalies and connections in patients with congenital heart disease: significance in surgical planning. Radiographics 2002;22(2):337–347, discussion 348–349.

[4] Leschka S, Oechslin E, Husmann L, et al. Pre- and postoperative evaluation of congenital heart disease in children and adults with 64-section CT. Radiographics 2007;27(3):829–846.

[5] Remetz MS, Cleman MW, Cabin HS. Pulmonary and pleural complications of cardiac disease. Clin Chest Med 1989;10(4):545–592.

[6] Slanetz PJ, Truong M, Shepard JA, Trotman-Dickenson B, Drucker E, McLoud TC. Mediastinal lymphadenopathy and hazy mediastinal fat: new CT findings of congestive heart failure. AJR Am J Roentgenol 1998;171(5):1307–1309.

[7] Woolley K, Stark P. Pulmonary parenchymal manifestations of mitral valve disease. Radiographics 1999;19(4):965–972.

4. 栓塞
Embolism

急性血栓性肺栓塞是继心肌梗死和卒中之后第三大常见的急性心血管疾病，由于经常被忽视，故而导致每年成千上万的人死亡。基于肺动脉 CT 血管造影（CTPA）证实的有症状的急性血栓性肺栓塞发生率是 12%，基于增强 CT 发现的肺栓塞的比例是 1.8%。血栓栓塞性疾病的诊断检查如下。

（1）D-二聚体检测：敏感性高，但是特异性低。

（2）CTPA：快速方便，敏感性高，特异性高。

（3）通气-灌注扫描：敏感性高，但是特异性低。

（4）下肢超声：为替代检测，特异性高，敏感性很低。

（5）肺动脉造影："诊断参考标准"，未充分使用。

（6）磁共振成像（MRI）：敏感性和特异性高，在不能使用含碘造影剂和避免放射暴露的情况下可以使用。

本章节中，我们将阐述基于 CTPA 和肺动脉造影的急性和慢性血栓性肺栓塞的诊断标准，以及 CTPA 在诊断肺栓塞过程中出现误诊的原因。我们将展示急性血栓性肺栓塞在通气-灌注扫描和 MRI 上的图像表现，阐述非血栓性肺动脉栓塞的病因。

急性血栓性肺栓塞 CT 和肺动脉造影的直接征象

◆ 腔内充盈缺损，与对比剂分界明显（图 4.1）。
◆ 肺动脉完全阻塞，整个管腔不显影；与同级分支肺动脉相比（图 4.2），受累肺动脉可能增粗。
◆ 肺动脉中心性充盈缺损，周围环以对比剂（图 4.3）。
◆ 血管腔内外周性充盈缺损，与动脉壁形成锐角（图 4.4）。

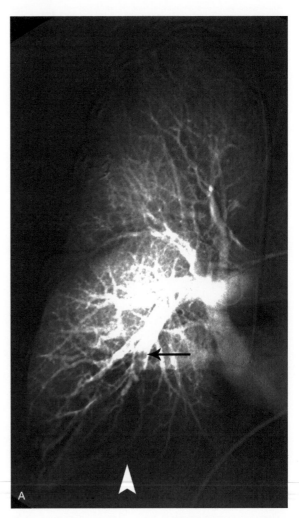

图 4.1（A~D）女性，78 岁，急性肺栓塞。**A.** 右肺动脉造影图可见右肺后基底段肺动脉完全阻塞。柱状对比剂内可见尾缘或凹形充盈缺损（箭形）。右肺后基底段内也可见灌注缺损（箭头）（后续见第 49 页）。

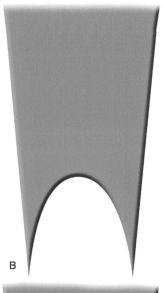

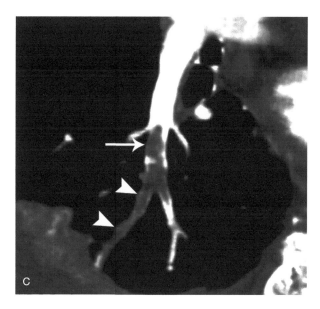

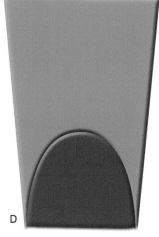

图 4.1（续） 女性，78 岁，急性肺栓塞。**B.** 急性肺栓塞导致肺动脉完全堵塞的肺动脉造影示意图。在堵塞水平，对比剂内血栓后缘拖拽形成凹形充盈缺损。**C.** CTPA 冠状位曲面重建图像可见右肺后基底段肺动脉和分支血管内急性血栓（箭形）。更远处的 CT 图像显示该分支血管扩张伴急性血栓（箭头）。**D.** 急性肺栓塞导致肺动脉完全堵塞的 CT 成像示意图。CT 容易辨别对比剂和血栓，急性血栓与血管壁形成锐角。

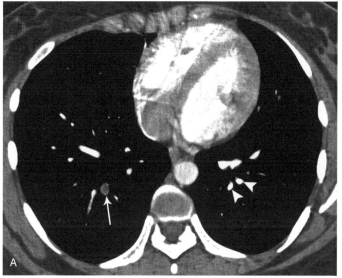

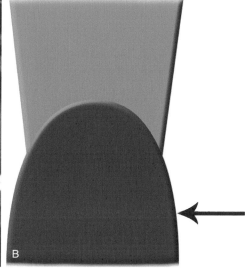

图 4.2（A、B） 女性，27 岁，急性肺栓塞。**A.** CTPA 显示血栓（箭形）致右肺后基底段亚段肺动脉相比同级分支肺动脉扩张（箭头）。**B.** 急性肺栓塞 CT 冠状位重建图像示意图显示受累血管直径在堵塞位置以远增大（箭形）。

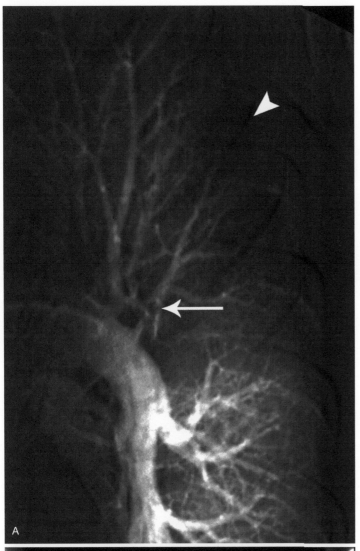

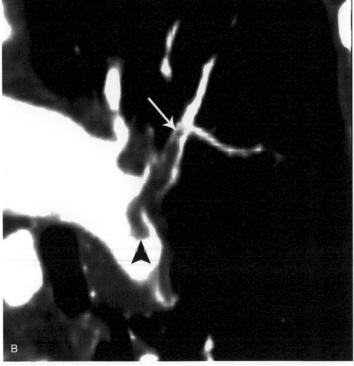

图 4.3（A~E） 女性，78 岁，急性肺栓塞（与图 4.1
为同一患者）。**A.** 左肺动脉造影图可见左肺上叶后段
肺动脉内中心性充盈缺损（箭形）。该患者左肺上叶
三支段肺动脉直接从主肺动脉发出。肺动脉造影图可
见肺动脉灌注不均匀（箭头）。**B.** CT 冠状位曲面重
建图像可见非阻塞性充盈缺损（箭形）。CT 也可见左
肺动脉主干近端多个非阻塞性血栓（箭头），与图 A
的肺动脉造影图相比，CT 更容易看到血栓（后续见
第 51 页）。

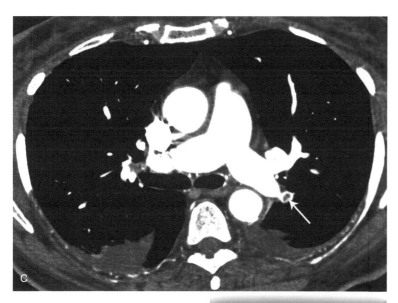

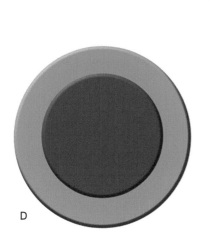

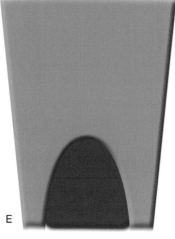

图 4.3（续） 女性，78 岁，急性肺栓塞（与图 4.1 为同一患者）。**C.** CT 轴位图像可见左肺上叶后段肺动脉内中心性充盈缺损（箭形）。**D.** 示意图显示在 CT 图像上垂直于血栓平面看到的急性肺栓塞中心性充盈缺损；边界清楚的中心性血栓被对比剂完全包绕。**E.** 示意图显示在 CT 图像上平行于血栓长轴看到的急性肺栓塞中心性充盈缺损。在边界清楚的血栓两侧都可以看到对比剂（"轨道"征）。

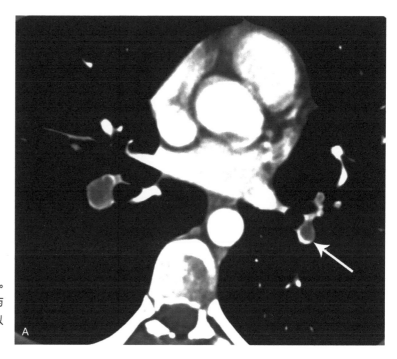

图 4.4（A~C） 女性，58 岁，急性肺栓塞。**A.** CTPA 显示左肺下叶后基底段肺动脉内血栓与血管壁形成锐角（箭形）；另外，其他部位也可以看到急性血栓栓子（后续见第 52 页）。

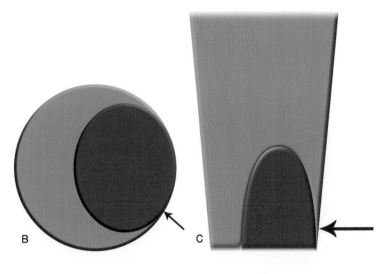

图 4.4（续） 女性，58 岁，急性肺栓塞。**B.** 示意图显示在 CT 图像上垂直于血栓平面看到的偏心性充盈缺损；边界清楚的急性血栓与血管壁形成锐角（箭形）。**C.** 示意图显示急性偏心性血栓与血管壁形成锐角（箭形）。

急性血栓性肺栓塞的间接征象

- 急性肺栓塞导致的肺动脉不均匀灌注在 CT 上表现为密度减低的马赛克灌注征（不常见）。
- 阻塞性急性栓塞的远端血管收缩（Westermark 征）（图 4.5）。
- 外周楔形实变影 [汉普顿驼峰征（Hampton hump）]（图 4.6）。
- 胸腔积液。

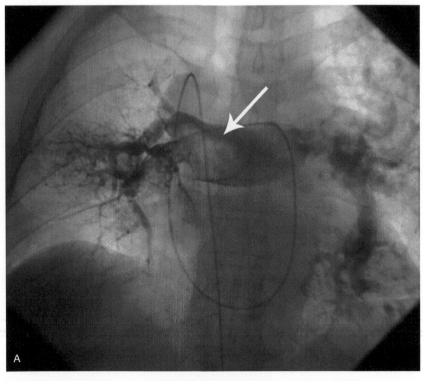

图 4.5（A~C） 男性，55 岁，急性肺栓塞。**A.** 右肺动脉造影图显示右肺动脉大面积充盈缺损（箭形）。右肺大部分区域肺动脉灌注不均匀，右肺上叶前段肺动脉受累不明显。可见对比剂反流入左肺动脉。肺动脉导管路径异常是由于下腔静脉异常延续至奇静脉回流入右心房所致（后续见第 53 页）。

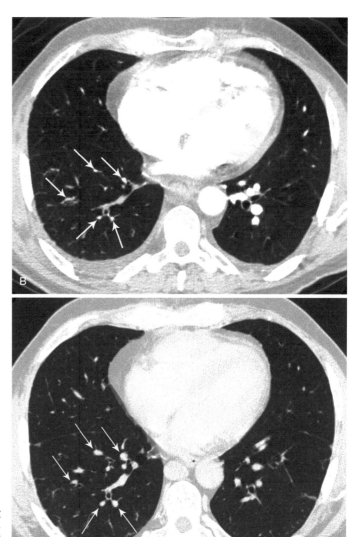

图 4.5（续） 男性，55 岁，急性肺栓塞。**B.** 大块血栓以远的 CT 图像可见肺动脉相比邻近支气管和对侧血管直径缩小（箭形）。**C.** 血栓切除 3 周后的 CT 图像显示肺动脉直径恢复正常（箭形）。

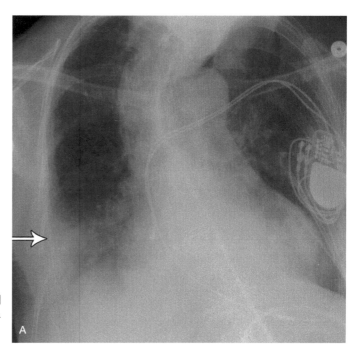

图 4.6（A、B） 男性，89 岁，中叶急性肺栓塞致外周肺梗死。**A.** 胸部 X 线平片可见外周楔形密度增高影（箭形）（后续见第 54 页）。

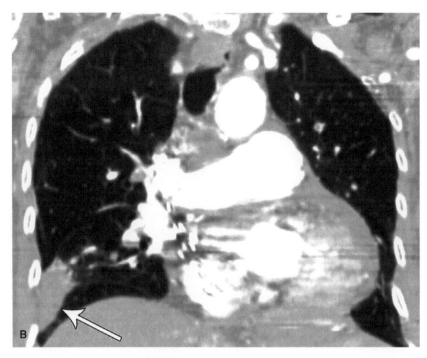

图 4.6（续）　男性，89 岁，中叶急性肺栓塞致外周肺梗死。**B.** CT 冠状位重建显示相应异常（箭形）。

急性血栓性肺栓塞严重程度的 CT 评估

- 超声心动图是监测右心室功能不全或衰竭的最佳手段。
- CT 可量化一些提示右心室衰竭的形态学异常。最有力的 CT 征象是右心室扩大，其中右心室最大短轴测量值大于左心室最大短轴测量值（图 4.7）。
- 室间隔偏向左心室。
- 对比剂反流入肝静脉提示三尖瓣反流。
- 血栓负荷评分高（＞60%）与短期预后不良有关。

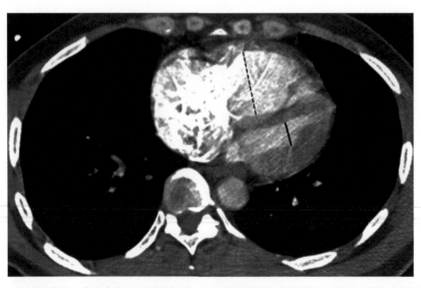

图 4.7　男性，42 岁，急性肺栓塞，表现为胸痛和严重气短。CT 扫描提示右心室短轴（虚线）比左心室短轴（实线）宽，提示急性肺栓塞引起的右心室功能不全。

慢性血栓性肺栓塞 CT 和肺动脉造影的直接征象

- 完全闭塞的血管永远小于同级分支肺动脉（图 4.8）。
- 外周的、偏心的充盈缺损与血管壁形成钝角（图 4.9），可以出现钙化（图 4.10）。

- 对比剂充盈肺动脉内可见束状或网状结构（图 4.11）。
- 对比剂血流通过管壁明显增厚的较小的肺动脉提示血栓再通（图 4.12）。
- 急性肺栓塞样腔内充盈缺损存在 3 个月以上。

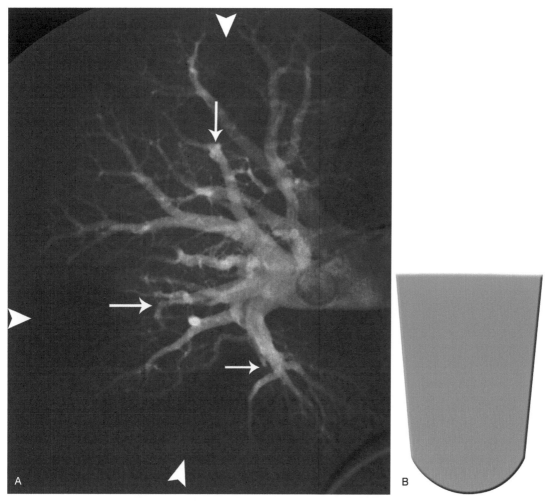

图 4.8（A~D） 女性，40 岁，慢性肺栓塞。**A.** 造影图见右肺上叶和下叶受累的亚段肺动脉完全堵塞（箭形），导致的肺动脉灌注不均匀（箭头）也清晰可见。**B.** 示意图显示血管完全堵塞和相对于对比剂的凸形边缘。这是在造影上看到的慢性肺栓塞的"袋状"缺损（后续见第 56 页）。

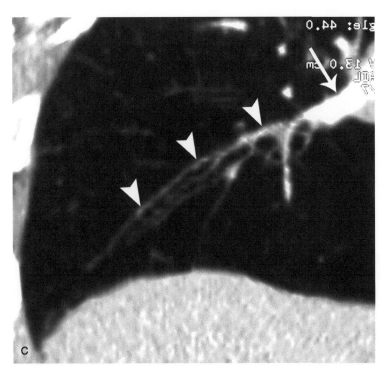
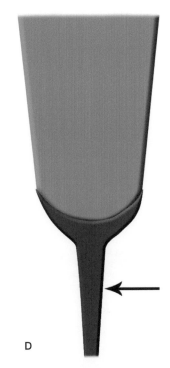

图 4.8（续） 女性，40 岁，慢性肺栓塞。**C.** CT 冠状位曲面重建肺窗图像显示右肺下叶前基底段肺动脉袋状缺损（箭形）伴远端肺动脉收缩（箭头），其直径小于邻近支气管。**D.** 完全堵塞的慢性肺栓塞 CT 重建图像示意图显示袋状缺损以远收缩的肺动脉和血栓（箭形）。

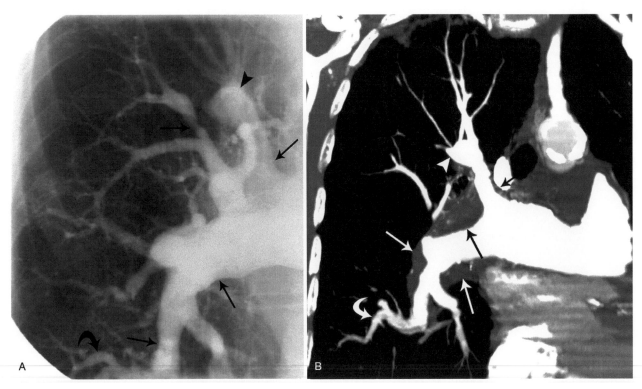

图 4.9（A~H） 男性，60 岁，慢性肺栓塞。**A.** 右肺动脉造影图可见多处内膜不规则影（直箭形）。可见受累的右肺上叶后段肺动脉狭窄后扩张（箭头）。也可见右肺下叶内血管迂曲（弯箭形）。**B.** CT 冠状位重建图像可见机化的血栓（箭形），这是内膜不规则影的成因。另外，可以看到受累的右肺上叶后段肺动脉狭窄后扩张（箭头）。也可见右肺下叶内血管迂曲（弯箭形）（后续见第 57 页）。

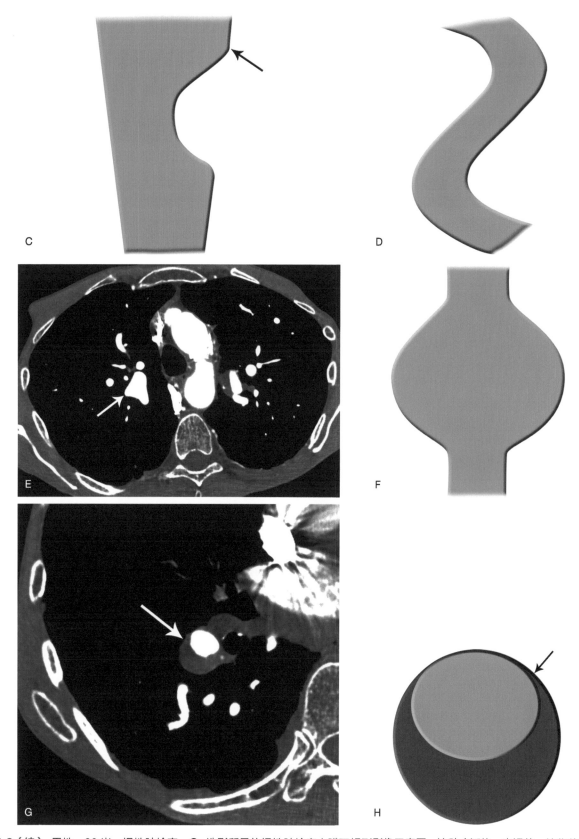

图 4.9（续）　男性，60 岁，慢性肺栓塞。**C.** 造影所见的慢性肺栓塞内膜不规则影像示意图，这种广泛的、光滑的、边缘的异常改变可以出现在血管一侧或双侧；它与血管壁形成钝角（箭形）。**D.** 扭曲血管示意图。**E.** 肺动脉瘤水平的 CT 轴位图像显示右肺上叶后段肺动脉受累（箭形）。**F.** 梭状动脉瘤示意图，局部的、向心性的、对称性血管增宽。**G.** 右肺下叶肺动脉水平的 CT 轴位图像可见偏心的慢性血栓（箭形）。可见隆突下淋巴结增大。**H.** 轴位平面上慢性血栓不规则内膜影示意图，这种广泛的、光滑的、边缘的、偏心的充盈缺损与血管壁形成钝角（箭形）。

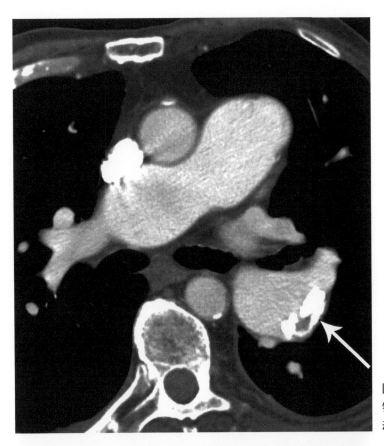

图 4.10　男性，71 岁，慢性肺栓塞。CT 显示严重钙化的血栓与血管壁形成钝角（箭形）。也可见主肺动脉增粗。

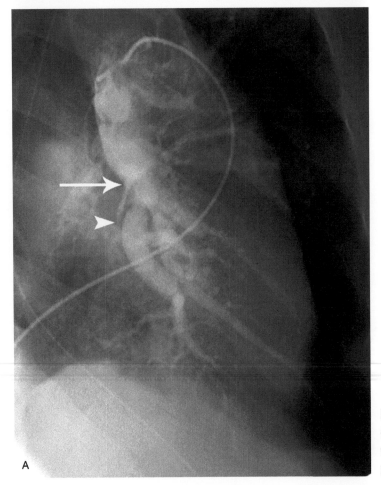

A

图 4.11（A~C）　男性，51 岁，慢性肺栓塞。A. 左侧斜位肺动脉造影图显示左肺下叶后基底段肺动脉血管突然变细（箭形）和完全闭塞（箭头）。该患者很难看到血管内束状或网状结构（后续见第 59 页）。

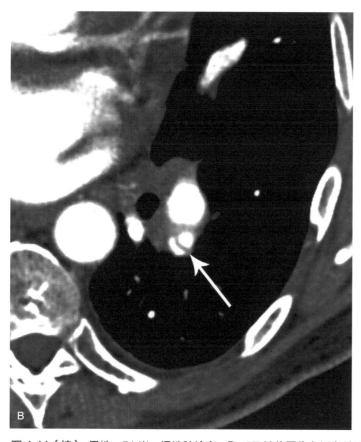

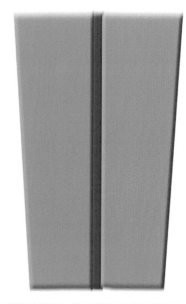

图 4.11（续） 男性，51 岁，慢性肺栓塞。**B.** CT 轴位图像在近左肺下叶后基底段肺动脉开口处可见束状或网状结构（箭形）。
C. 慢性肺栓塞非阻塞性充盈缺损示意图。可见束状或网状病变，表现为对比剂包绕的、沿血流方向走行的细黑线。

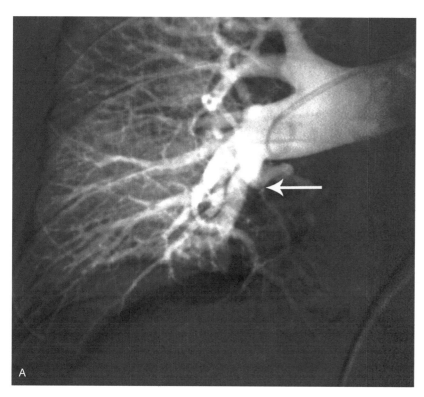

图 4.12（A~C） 男性，65 岁，慢性肺栓
塞。**A.** 受累的右肺下叶后基底段亚段肺动
脉突然变细（箭形）（后续见第 60 页）。

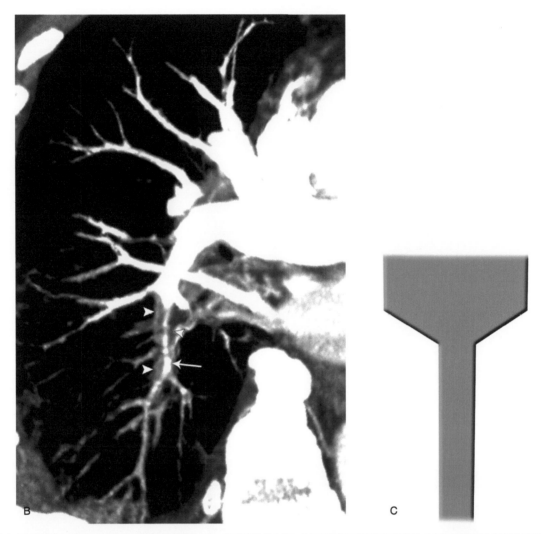

图 4.12（续）　男性，65 岁，慢性肺栓塞。**B.** CT 冠状位 MIP 曲面重建图像显示受累的右肺下叶后基底段肺动脉突然变窄。对比剂突然向更远端汇聚成细柱样（箭形）。另外，可见机化的血栓被柱状对比剂围绕（箭头）。**C.** 造影所见的慢性肺栓塞血管突然变窄的示意图。这一征象是由对比剂突然汇聚成细柱状所致。

慢性血栓性肺栓塞的间接征象

- 慢性肺栓塞导致的肺动脉不均匀灌注在 CT 上表现为马赛克灌注（图 4.13 和图 4.14）。
- 狭窄后扩张和动脉瘤（图 4.9A、B、E、F）。
- 肺动脉扭曲（图 4.9A、B、D）。
- 主肺动脉扩张（图 4.10）。
- 支气管动脉（图 4.15）、肋间动脉和膈动脉扩张，体 – 肺动脉侧支形成（图 4.16）。
- 肺门和纵隔淋巴结肿大（图 4.9G）。
- 心包积液。
- 胸腔积液。

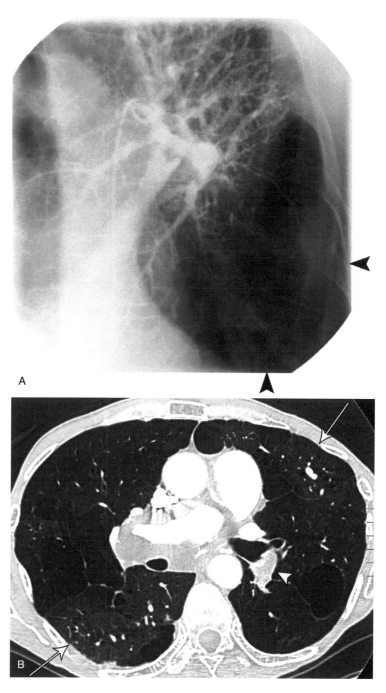

图 4.13（A、B） 男性，60 岁，慢性肺栓塞。**A.** 左侧肺动脉造影图可见左肺下叶肺动脉完全闭塞伴肺动脉灌注不均匀，受累的左肺下叶大面积灌注缺损（箭头）。**B.** CT 轴位肺窗图像显示左肺下叶肺动脉收缩、闭塞（箭头），左肺下叶和右肺上叶密度减低，与正常灌注的肺形成马赛克灌注征（箭形），偶然发现的肺气肿。

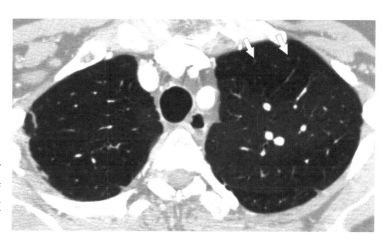

图 4.14 女性，60 岁，气短，慢性肺栓塞。CT扫描可见马赛克灌注。黑色低灌注区域内的肺血管（箭形）相比邻近的正常灌注区域内通畅的肺血管直径小。

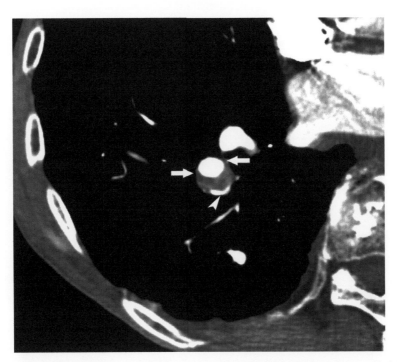

图 4.15　男性，62 岁，气短，慢性肺栓塞。CT 扫描显示偏心血栓与血管壁形成钝角（箭形）。注意扩张的支气管动脉侧支（箭头）。

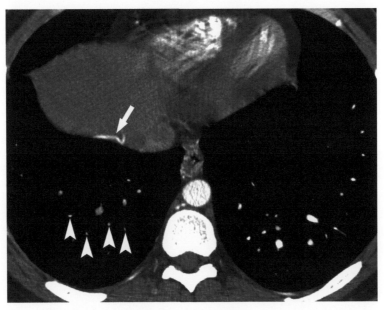

图 4.16　男性，27 岁，气短，慢性肺栓塞。CT 扫描提示右肺动脉完全闭塞（箭头），比同级正常的分支血管小。注意侧支血供来自右侧膈动脉分支（箭形）。

CT 误诊肺栓塞的原因

患者相关因素

◆ 呼吸运动伪影（图 4.17）。
◆ 量子斑点增多而产生的图像噪声常在体型较大的患者中出现（图 4.18）。

◆ 用于重症患者血流动力学监测的肺动脉导管可以引起硬化束伪影（图 4.19）。
◆ CT 扫描前深吸气时造影剂增强效应的短暂中断造成双肺下叶血流相关的伪影（图 4.20）。

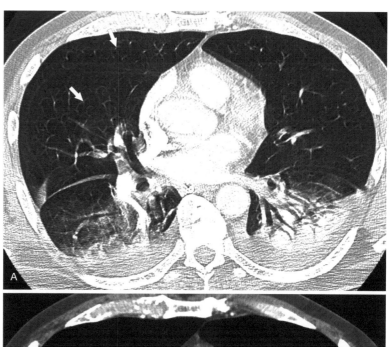

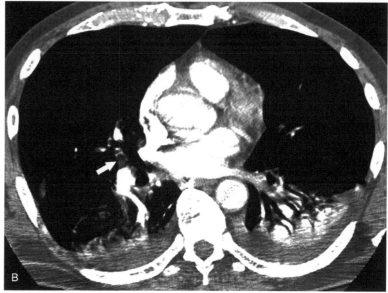

图 4.17（A、B） 男性，61 岁，气短，呼吸运动伪影。A. CT 扫描（肺窗）显示血管重叠影（"海鸥"征，箭形）。B. CT 扫描（纵隔窗）可见血管和邻近肺组织的部分容积效应导致的低密度影（箭形），类似肺栓塞。

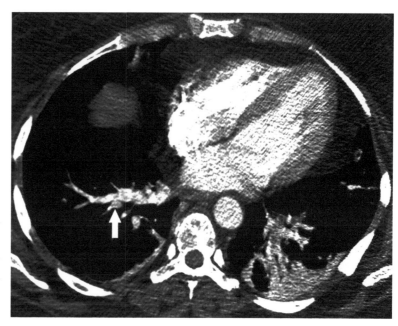

图 4.18 女性，39 岁，胸痛，扫描中的图像噪声。CT 扫描清晰显示出对比剂充盈的心腔内存在图像噪声，这些噪声聚集被误判为肺栓塞（箭形）。然而，与真正的栓子不同，这些明显的异常并不是边界清楚的充盈缺损。小的肺动脉栓子可能被大量的图像噪声所掩盖。

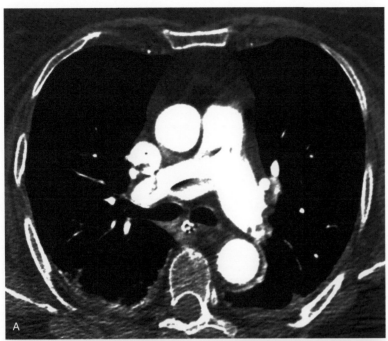

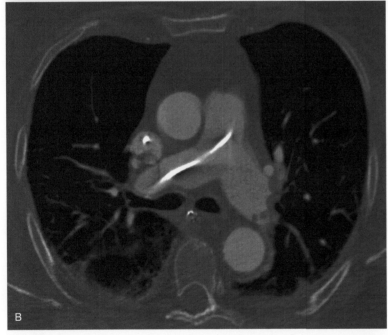

图 4.19（A、B） 男性，63 岁，呼吸衰竭，硬化束伪影。**A.** 在 CT 扫描上，肺动脉导管引起主肺和右肺动脉内邻近导管处出现射线硬化伪影，类似肺栓塞。左肺动脉可见小栓子。**B.** CT 扫描（骨窗）清楚地显示出肺动脉导管。邻近导管处也可以看到射线硬化伪影。

技术因素

◆ 恰当的窗宽窗位设置对于发现小栓子、网状病变或束状病变很重要（图 4.21）。窗宽 700 HU 和窗位 100 HU，或调整至看到心脏瓣膜作为内部参考。

◆ 上腔静脉内对比剂高密度影形成的条形伪影会影响右肺和上叶肺动脉，可以通过使用双腔注射器在注完对比剂后用生理盐水冲刷上腔静脉来减少。

◆ 肺重建卷积核算法用于提高肺血管、支气管和间质图像的质量。该算法可以产生图像伪影，类似肺动脉栓子（图 4.22）。

◆ 部分容积效应是由于成像的轴向血管层厚太厚造成的（图 4.23）。

◆ 阶梯伪影是由于心脏和呼吸运动引起的，表现为冠状位和矢状位重建图像上血管内横行的低密度线（图 4.24）。

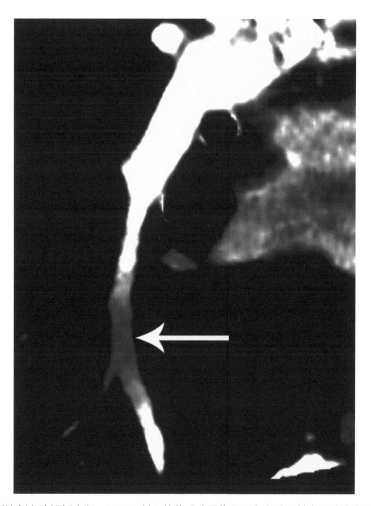

图 4.20 女性，59 岁，对比剂血流短暂中断。CTPA 斜冠状位重建图像显示在右肺后基底段肺动脉近端和远端的高密度影之间透亮度增高（箭形）。高、低密度影之间的界面不清。

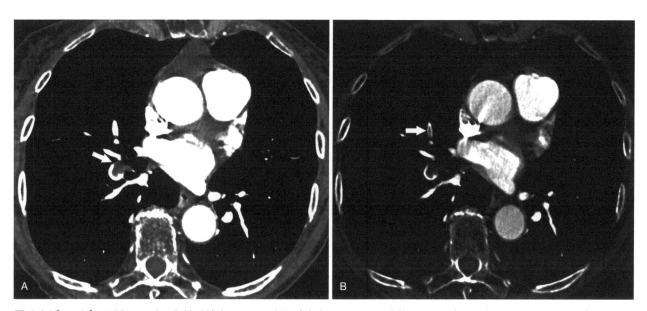

图 4.21（A~C） 男性，59 岁，急性肺栓塞。**A.** CT 扫描（窗宽，400 HU；窗位，40 HU）显示右肺下叶肺动脉内血栓（箭形）。**B.** CT 扫描（窗宽，552 HU；窗位，276 HU）显示右肺中叶内侧段肺动脉内急性肺栓塞（箭形），而 A 图未显示。该理想窗宽等于主肺动脉平均 CT 值加两个标准差，窗位等于该值的一半（后续见第 66 页）。

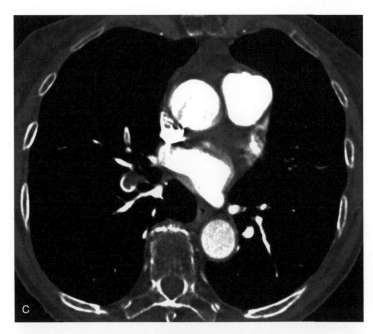

图 4.21（续） 男性，59 岁，急性肺栓塞。C. CT 扫描（窗宽，700 HU；窗位，100 HU）显示右肺叶间肺动脉和中叶内侧段肺动脉内血栓。图 4.21 显示不同窗宽窗位设置对肺栓塞检测的影响。

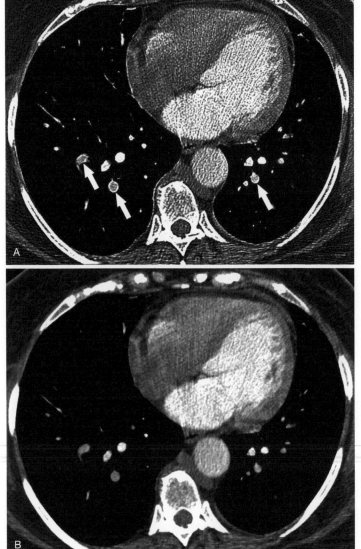

图 4.22（A、B） 女性，70 岁，气短，肺算法伪影。A. CT 扫描边缘增强肺算法伪影，类似急性肺栓塞（箭形）。这种伪影出现在纵隔窗或肺栓塞特异窗，表现为肺动脉周围的明亮环，特别是伴有血流伪影时较为明显。B. CT 扫描标准算法没有这种伪影，但确实肺动脉显影不是最佳。肺动脉内没有栓塞。

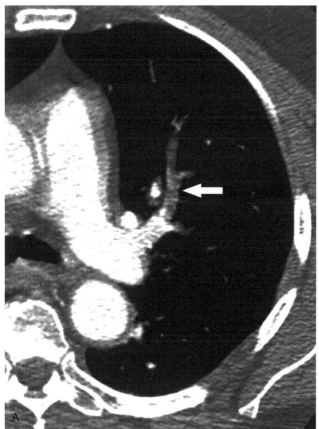

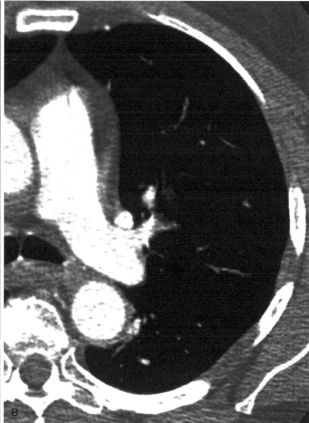

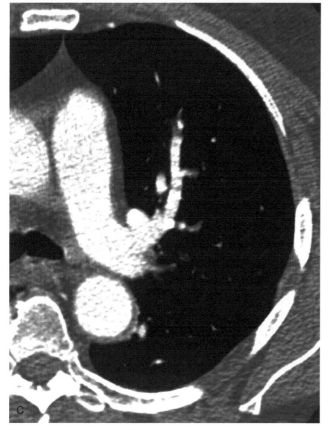

图 4.23（A~C） 女性，52 岁，气短，部分容积效应伪影。
A. 在层厚 3.75 mm 的 CT 扫描上，血管和肺组织的部分容积
效应产生伪影（箭形），该伪影类似左肺上叶前段肺动脉内肺栓
塞。这一"肺栓塞"的边缘比较模糊。B. 继 A 图之后立即追
加一次扫描，在 A 图偏下层面可见邻近左肺上叶肺动脉的正常
肺组织。C. 继 A 图之后立即追加一次扫描，A 图偏上层面可
见肺动脉内充满对比剂，这一结果证实了在图 A 中看到的低密
度影是由于部分容积效应造成的。

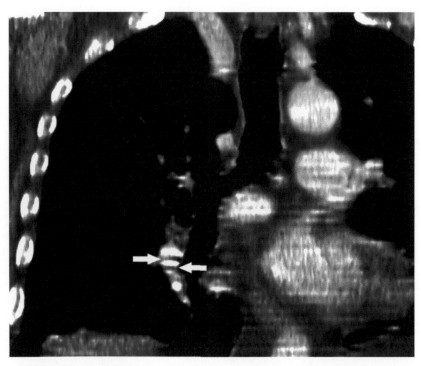

图 4.24　男性，84 岁，气短和胸痛，阶梯伪影。CT 扫描冠状位重建图像上可见低密度线横跨血管（箭形）。这种伪影可以通过其非解剖性质来识别，并且很容易与肺栓塞区分开来。

解剖因素

◆ 淋巴结可以被误认为肺动脉栓子。肺门淋巴结解剖常识有助于将淋巴结和肺栓塞区分开来（图 4.25）。必要时可以通过矢状位和冠状位重建图像来识别。

◆ 血管分叉可类似线状充盈缺损（图 4.26）。矢状位和冠状位重建图像可以帮助识别这些正常的解剖结构。

◆ 无对比剂强化显影的肺静脉可以混淆为肺动脉栓子（图 4.27）。可以通过连续图像观察肺静脉至左心房的走行来避免。

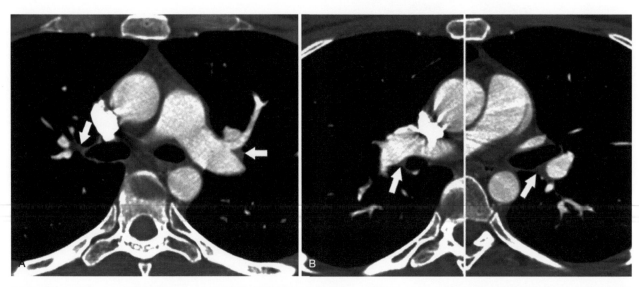

图 4.25（A~D）　CT 扫描显示双肺上叶内正常肺门淋巴结（A）（箭形），邻近左、右肺叶间肺动脉的正常肺门淋巴结（B）（箭形）（后续见第 70 页）。

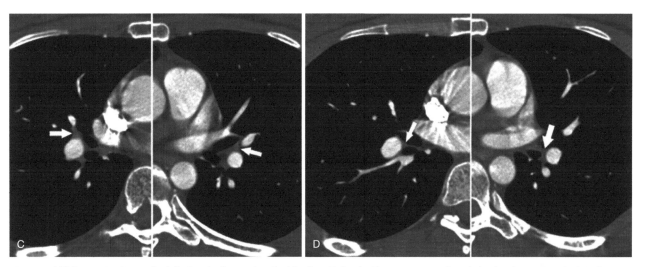

图 4.25（续） CT 扫描显示右肺中叶和左肺舌段内正常肺门淋巴结（**C**）（箭形），以及双肺下叶（**D**）（箭形）内正常肺门淋巴结。

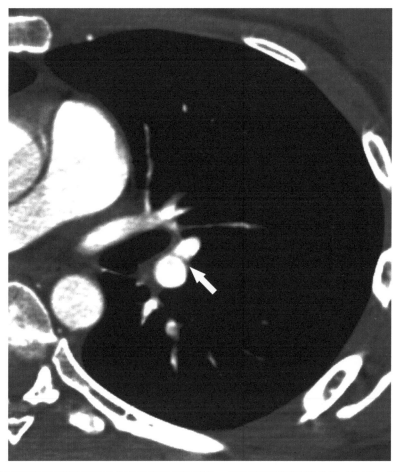

图 4.26 CT 扫描显示左肺下叶和舌段肺动脉间的血管分叉表现为一条被对比剂环绕的曲线（箭形）。它类似于慢性肺栓塞的束状或网状病变。连续图像显示了这一现象的真相。

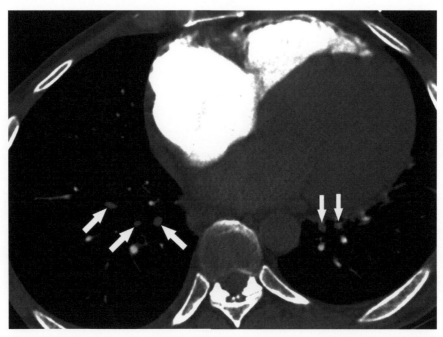

图 4.27 CT 扫描显示没有增强的肺静脉（箭形）类似完全阻塞的肺栓塞。然而，通过连续图像观察肺静脉至左心房的走行可以识别这一假象。

病理因素

◆ 支气管内的黏液栓也可以表现为炎症相关的周围管壁增强，类似急性肺栓塞（图 4.28）。

◆ 血管周围水肿可以使支气管血管周围间质增厚，类似慢性肺栓塞（图 4.29）。

◆ 肺实变或肺不张导致局部血管阻力增加，这是 CTPA 不能确定诊断和误诊肺栓塞的一种原因（图 4.30）。

CTPA 不能确定的情况

◆ 结果不确定的主要原因是运动伪影（图 4.17）和对比剂增强不良。更快速度扫描和把控细节可以减少这些因素的影响。

◆ 识别所有急性肺动脉栓子的最小强化 CT 值是 93 HU，慢性肺动脉栓子是 211 HU。然而，由于血管大小和图像噪声的相互作用，所以有的结果仍然有可能被认为是不确定的（图 4.18）。

◆ 放射科医师应该知道哪些肺动脉图像是不能确定诊断的，并判断是否需要附加影像手段来甄别。例如，有些检查在段肺动脉层面是可以判断有无肺栓塞，而在亚段肺动脉层面是不能确定诊断的。

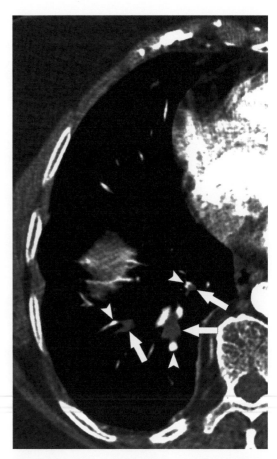

图 4.28 女性，83 岁，气短，黏液栓。CT 扫描可见黏液栓（箭形），类似急性肺栓塞。右肺下叶后基底段支气管扩张并充填黏液。识别正常的伴行肺动脉有助于正确解读这一现象（箭头）。

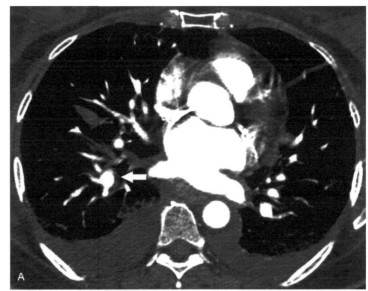

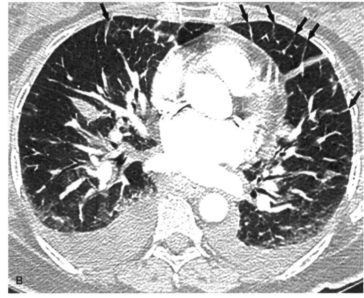

图 4.29（A、B） 女性，56 岁，气短，左心衰竭。**A.** CT 扫描显示血管周围水肿导致支气管血管周围间质增厚（箭形），类似慢性肺栓塞。**B.** CT 扫描（肺窗）可见伴随征象，弥漫性支气管血管周围增厚、磨玻璃影、小叶间隔光滑增厚（箭形）和双侧胸腔积液。这些征象表明了患者的真实情况。

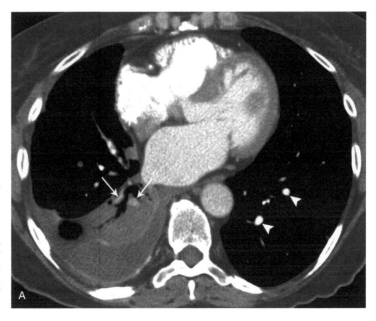

图 4.30（A、B） 女性，69 岁，乳腺癌，右侧滑石粉胸膜粘连术后，局部血管阻力增加。**A.** 分期 CT 检查，注射碘帕醇（Isovue 370，Bristol-Myers Squibb，New York，NY）65 ml、流速 1.5 ml/s、延迟 35 秒扫描。可见右肺下叶体积减小和实变。左肺下叶肺动脉显影清晰（箭头），而右肺下叶肺动脉显影不清（箭形），表明右肺下叶肺动脉局部血管阻力增加（后续见第 72 页）。

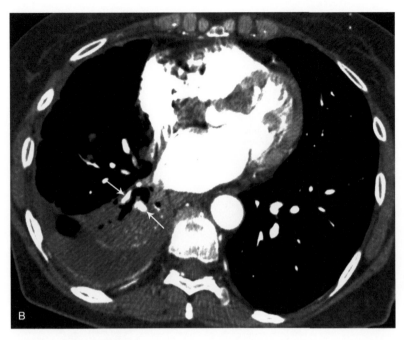

图 4.30（续） 女性，69 岁，乳腺癌，右侧滑石粉胸膜粘连术后，局部血管阻力增加。**B.** A 图后 3 日肺动脉 CT 造影图，注射碘帕醇 110 ml、流速 4 ml/s、延迟 22 秒扫描。可见右肺下叶肺动脉充盈显影良好（箭形）。这幅图像表明，通过快速注入大量对比剂和在注射结束时扫描，可以克服血管周围阻力所致的充盈不良。

通气 – 灌注显像解读

- 通气 – 灌注显像依赖于肺栓塞的间接征象，患者胸部 X 线平片常常用来解读结果。
- 灌注扫描正常（通气扫描和胸部 X 线平片可能异常）的患者肺栓塞的可能性是 0~5%。
- 低度可能（肺栓塞的可能性为 10%~15%）的表现是单个亚段灌注缺损（图 4.31）、任何小于相应胸部 X 线平片异常的灌注缺损、非肺段分布的灌注异常或匹配的通气 – 灌注异常（图 4.32）。
- 中度可能（肺栓塞的可能性为 30%~40%）是指既不符合低度可能的表现，也不符合高度可能的表现。
- 高度可能（肺栓塞的可能性为 90%~95%）是指 2 个肺段不匹配的缺损（图 4.33）、1 个肺段和 2 个以上亚段不匹配的缺损或 4 个亚段不匹配的缺损。

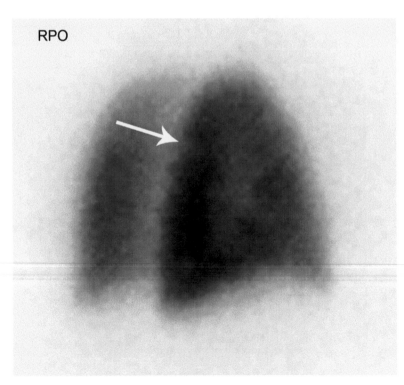

图 4.31 女性，37 岁，图像低度可能。右后斜位（RPO）灌注扫描提示右肺上叶一个亚段缺损（箭形）。该亚段通气扫描正常。

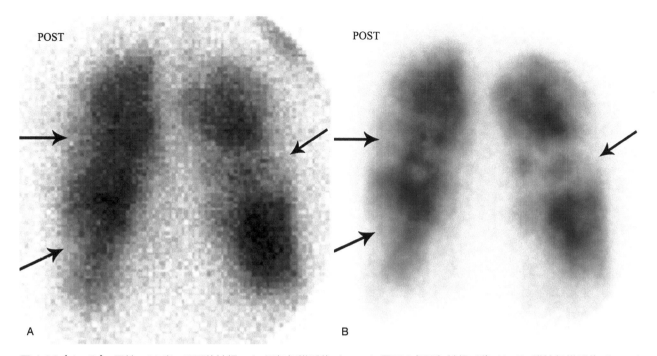

图 4.32（A、B） 男性，64 岁，匹配的缺损。**A.** 通气扫描后位（POST）显示 3 处通气缺损（箭形）。**B.** 灌注扫描后位（POST）显示 3 处匹配的肺段灌注缺损（箭形）。

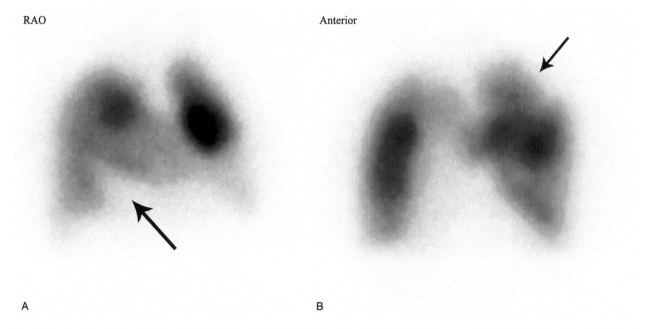

图 4.33（A、B） 男性，58 岁，通气扫描正常，高度可能的图像。**A.** 灌注扫描右前斜位（RAO）显示右肺下叶一处肺段缺损（箭形）。**B.** 前位（Anterior）显示左肺上叶一处肺段缺损（箭形）。符合高度可能肺栓塞通气 – 灌注显像诊断标准。

肺栓塞磁共振成像

◆ 与 CT 相比，MRI 信噪比差，并且需要屏气和检查的时间长。

◆ MRI 的优点是不使用碘对比剂，无电离辐射，可以在特定患者中作为 CT 的一种替代检查手段。

◆ MRI 血管成像可以使用对比剂，也可以不使用。

◆ 灌注 MRI 是诊断肺栓塞的一种敏感的间接征象。

◆ 肺栓塞的 MRI 诊断标准与 CT 标准相同（图 4.34）。

偶然发现的血栓性肺栓塞

◆ 对比剂增强 CT 扫描中 1.8% 的患者出现肺栓塞，有时可在胸部非对比剂增强 CT 上表现为低密度或高密度充盈缺损（图 4.35）。

◆ 肺栓塞是甲氧基异丁基异腈锝 99 m（^{99m}Tc– 甲氧基异丁基异腈）心脏扫描成像或脱氧葡萄糖 F 18（^{18}F–FDG）正电子发射体层显像（PET）肿瘤扫描成像时放射性药物高摄取的一种原因（图 4.36）。

◆ 建议在这些病例中采用其他影像学检查以明确肺栓塞诊断。

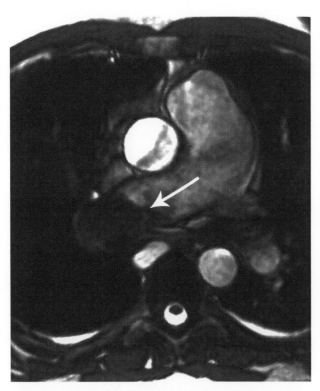

图 4.34 男性，27 岁，急性肺栓塞。对比剂增强 MRI 可见一处明确的充盈缺损，提示右肺动脉内大块血栓（箭形）。

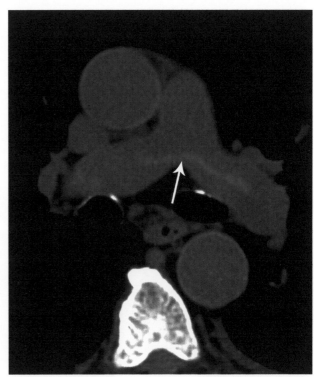

图 4.35 男性，67 岁，胰腺肿瘤，肺栓塞。非对比剂增强 CT 显示高密度骑跨型肺栓塞（箭形）及右肺动脉栓塞。对比剂增强 CT 已证实。

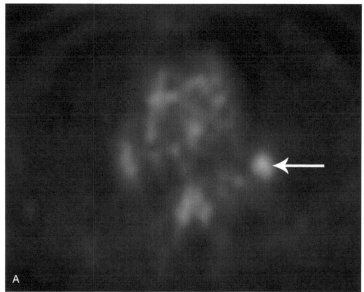

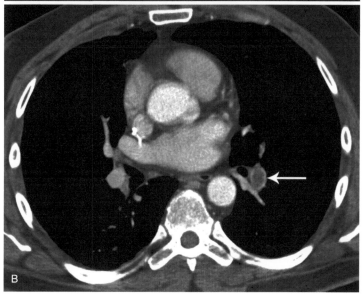

图 4.36（A、B） 男性，55 岁，结肠癌病史，偶然发现肺栓塞。**A.** ^{18}F–FDG PET 扫描显示急性肺栓塞的部位 FDG 摄取增高（箭形）。**B.** 对比剂增强 CT 扫描显示左肺下叶叶肺动脉急性肺栓塞（箭形）。

非血栓性肺动脉栓塞

空气栓塞

- 空气栓塞的医源性因素包括经静脉导管注射液体（包括对比剂）（图 4.37）、经胸穿刺活检和正压通气引起的气压伤。
- 高达 23% 的使用对比剂的患者在 CT 上可见空气栓塞。死亡风险取决于进入气体的量和速度；人最小致死剂量是 300~500 ml，最小致死注射速度是 100 ml/s。
- 临床表现包括突然呼吸困难、胸痛、低血压和抽搐。
- 潜水可能是空气栓塞的一个原因。

导管栓塞

- 这种医源性栓塞的原因是导管撕裂血管内皮，最常发生于撤导管时（图 4.38）。

骨水泥（聚甲基丙烯酸甲酯）栓塞

- 经皮椎体成形术注入的骨水泥可以通过椎外静脉丛引起肺栓塞（图 4.39）。
- 通常无症状。

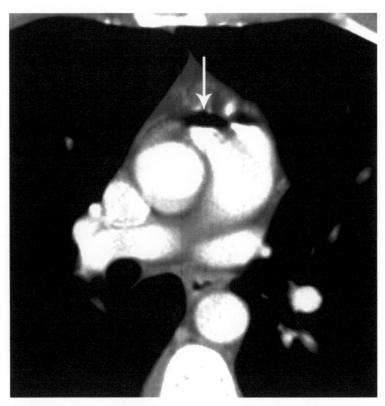

图 4.37 女性，34 岁，空气栓塞。CT 显示主肺动脉空气栓塞（箭形）。

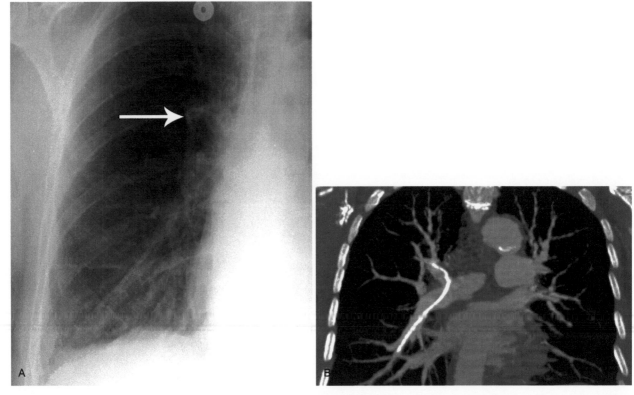

图 4.38（A~C） 女性，59 岁，导管栓塞。A. 锥形束胸部 X 线平片可见导管位于右肺上叶前段肺动脉内（箭形）。B. CT 冠状位重建可见右肺上叶、叶间和右肺下叶肺动脉内的导管（后续见第 77 页）。

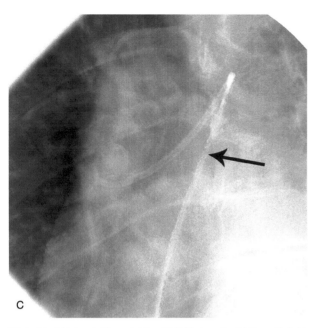

C

图 4.38（续） 女性，59 岁，导管栓塞。**C.** 斜位 X 线点片可见回收导管（retrieval catheter）（箭形）钩住栓塞导管。

金属汞栓塞

◆ 肺汞栓塞不常见（图 4.40）。

◆ 尽管有死亡报道，但是大多静脉注射汞的患者仅有轻微的毒性反应。

◆ 肺实质梗死可以引起症状。

◆ 预后良好。

滑石粉栓塞

◆ 滑石粉肉芽肿在吸毒者中很常见，吸毒者通过研磨和静脉注射原本仅供口服的药物而致病。

◆ 这些颗粒包括微晶纤维素、滑石粉和玉米淀粉。它们沉淀于肺血管床，引起血栓形成、炎症和肥大细胞反应。

◆ 胸部 X 线平片和 CT 开始显示为小结节和树芽征（图 4.41）。最后，可见大面积密度增高影，类似于进行性大面积纤维化的矽肺（硅沉着病）。

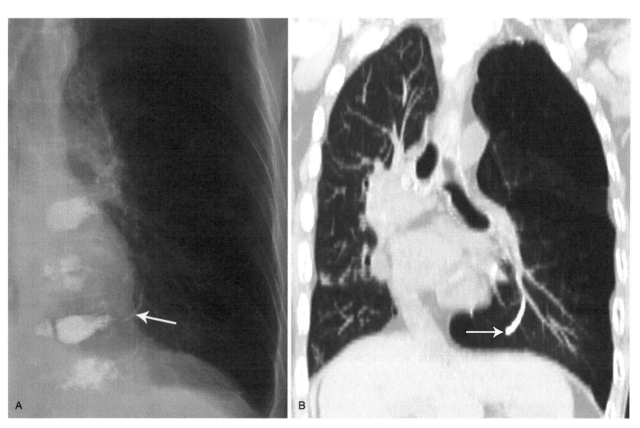

A   B

图 4.39（A、B） 男性，83 岁，骨水泥栓塞。**A.** 左肺下叶 X 线平片放大图可见胸中、下段椎体部位多次骨水泥注射。另外，左肺下叶可见一处亚段肺动脉骨水泥栓塞（箭形）。**B.** CT 冠状位重建肺窗可见左肺下叶内前基底段肺动脉亚段骨水泥栓塞（箭形）。

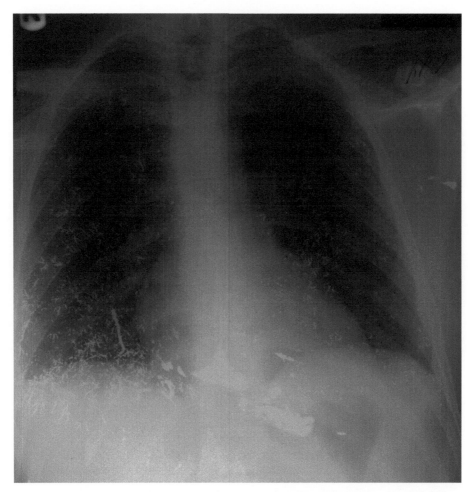

图 4.40　男性，23 岁，自我注射导致汞栓塞。胸部 X 线平片显示双侧肺外带亚段分支栓子。同时汞也存在于左腋静脉、右心房和右心室。

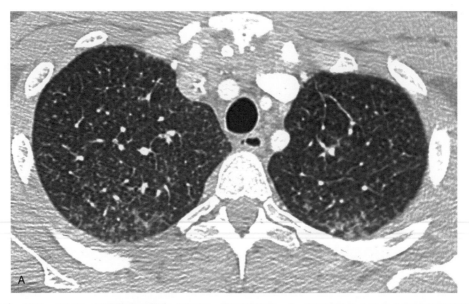

图 4.41（A、B）　男性，27 岁，静脉药物依赖者（成瘾），滑石粉栓塞。**A.** CT 示肺尖小叶中心结节和树芽状密度增高影（后续见第 79 页）。

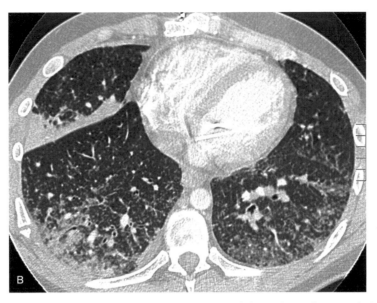

图 4.41（续） 男性，27 岁，静脉药物依赖者（成瘾），滑石粉栓塞。**B.** 肺底可见类似征象，以及中叶和双肺下叶外带实变影。

脂肪栓塞

◆ 脂肪栓塞是长骨骨折的一种少见并发症，但在较严重的外伤后比较常见。其他原因包括血红蛋白病、严重烧伤、胰腺炎、暴发性感染、肿瘤、输血和抽脂。

◆ 游离脂肪酸会引起以内皮细胞为核心的毒性反应和炎症。此外，脂肪球、红细胞和血小板的聚集也会引起肺血管的机械性阻塞。

◆ 典型的临床症状包括缺氧、神经系统异常和瘀斑，通常发生在创伤后 12~24 小时。

◆ 通常情况下，影像学异常的出现与创伤间隔 1~2 日（图 4.42），这样就可以与创伤性挫伤区分开来。

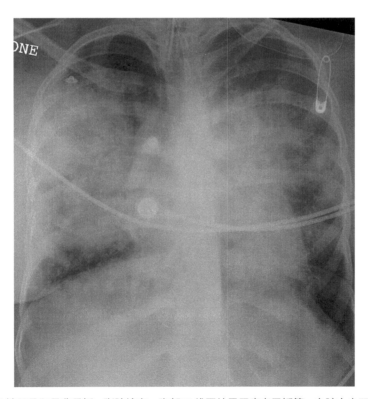

图 4.42 男性，22 岁，急性股骨和骨盆骨折，脂肪栓塞。胸部 X 线平片显示患者已插管。心脏大小正常。双肺内带和外带实变。

硅胶栓塞

◆ 液体硅胶不仅用于美容手术，也被公众非法使用。

◆ "硅胶综合征"包括气短、发热、咳嗽、咯血、胸痛、低氧、肺泡出血和意识障碍，在某些情况下会导致死亡。

◆ 与脂肪栓塞类似，硅胶栓塞可引起弥漫性肺出血和弥散性血管内凝血。

◆ 胸部 X 线平片和 CT 表现类似于任何原因引起的急性呼吸窘迫综合征，由广泛的均匀和不均匀的密度增高影组成（图 4.43）。

羊水栓塞

◆ 羊水栓塞发生的比例是 1/9 000，有症状的患者中死亡率为 80%。可以发生在剖宫产或正常分娩后。

◆ 羊水和胎儿产物栓塞到肺血管系统导致内皮素 −1 水平升高、血管强烈收缩、急性肺心病和循环衰竭。

◆ 急性循环衰竭的幸存者会发生严重的弥散性血管内凝血。

◆ 影像学表现与急性呼吸窘迫综合征相似。

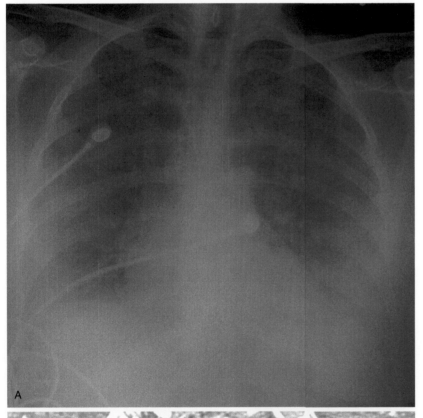

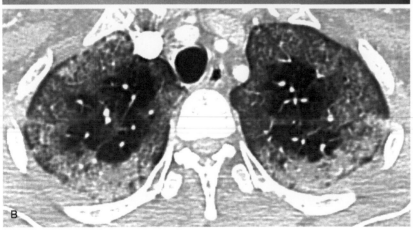

图 4.43（A~C）男性，31 岁，丰臀手术后气短，硅胶栓塞。**A.** 胸部 X 线平片显示弥漫性磨玻璃影和双侧肺外带实变。**B.** 高分辨率 CT 显示肺尖外带磨玻璃影伴小叶中心密度增高影和树芽征，以及后段实变（后续见第 81 页）。

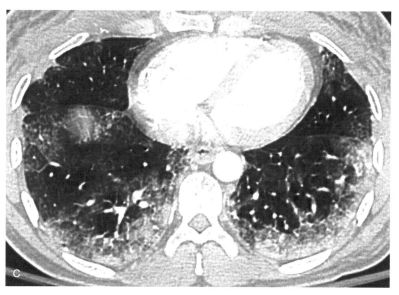

图 4.43（续） 男性，31 岁，丰臀手术后气短，硅胶栓塞。**C.** 肺底可见外带磨玻璃影伴小叶中心密度增高影和树芽征，以及小叶间隔增厚和后段实变（感谢 Dr. Carlos S. Restrepo 提供图片）。

肿瘤栓塞

◆ 多灶性微转移肿瘤栓塞通常发生于乳腺癌、肺癌、胃癌或前列腺癌患者，导致呼吸困难。

◆ 肿瘤栓子累及亚段肺动脉，可导致血管扩张和呈串珠状，如果不治疗，会随时间增大。

◆ 小的肿瘤栓子可累及次级肺小叶小动脉，表现为小叶中心结节或树芽征（图 4.44）。

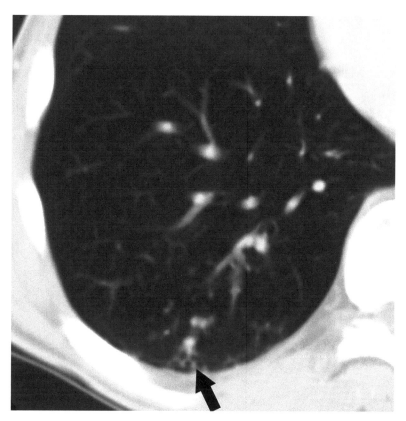

图 4.44 男性，60 岁，原发性肾细胞癌并呼吸困难，肿瘤栓塞。CT 扫描可见肿瘤栓子（箭形），在次级肺小叶小动脉内呈树芽状外观（箭形）。

参考文献 ————————————————————————————————————

[1] Han D, Lee KS, Franquet T, et al. Thrombotic and nonthrombotic pulmonary arterial embolism: spectrum of imaging findings. Radiographics 2003;23(6):1521–1539.

[2] Hui GC, Legasto A, Wittram C. The prevalence of symptomatic and coincidental pulmonary embolism on computed tomography. J Comput Assist Tomogr 2008;32(5):783–787.

[3] Jones SE, Wittram C. The indeterminate CT pulmonary angiogram: imaging characteristics and patient clinical outcome. Radiology 2005;237(1): 329–337.

[4] Kluge A, Luboldt W, Bachmann G. Acute pulmonary embolism to the subsegmental level: diagnostic accuracy of three MRI techniques compared with 16-MDCT. AJR Am J Roentgenol 2006;187(1):W7–W14.

[5] Schmid A, Tzur A, Leshko L, Krieger BP. Silicone embolism syndrome: a case report, review of the literature, and comparison with fat embolism syndrome. Chest 2005;127(6):2276–2281.

[6] Stein PD, Fowler SE, Goodman LR, et al; PIOPED II Investigators. Multidetector computed tomography for acute pulmonary embolism. N Engl J Med 2006;354(22):2317–2327.

[7] The PIOPED Investigators. Value of the ventilation/perfusion scan in acute pulmonary embolism. Results of the prospective investigation of pulmonary embolism diagnosis (PIOPED). JAMA 1990;263(20):2753–2759.

[8] van der Meer RW, Pattynama PM, van Strijen MJ, et al. Right ventricular dysfunction and pulmonary obstruction index at helical CT: prediction of clinical outcome during 3-month follow-up in patients with acute pulmonary embolism. Radiology 2005;235(3):798–803.

[9] Wittram C. How I do it: CT pulmonary angiography. AJR Am J Roentgenol 2007;188(5):1255–1261.

[10] Wittram C, Jones SE, Scott JA. 99mTc sestamibi uptake by acute pulmonary embolism. AJR Am J Roentgenol 2006;187(6):1611–1613.

[11] Wittram C, Kalra MK, Maher MM, Greenfield A, McLoud TC, Shepard JA. Acute and chronic pulmonary emboli: angiography-CT correlation. AJR Am J Roentgenol 2006;186(6 Suppl 2):S421–S429.

[12] Wittram C, Maher MM, Halpern EF, Shepard JA. Attenuation of acute and chronic pulmonary emboli. Radiology 2005;235(3):1050–1054.

[13] Wittram C, Maher MM, Yoo AJ, Kalra MK, Shepard JA, McLoud TC. CT angiography of pulmonary embolism: diagnostic criteria and causes of misdiagnosis. Radiographics 2004;24(5):1219–1238.

[14] Wittram C, Scott JA. 18F-FDG PET of pulmonary embolism. AJR Am J Roentgenol 2007;189(1):171–176.

[15] Wittram C, Waltman AC, Shepard JA, Halpern E, Goodman LR. Discordance between CT and angiography in the PIOPED II study. Radiology 2007;244(3):883–889.

[16] Wittram C, Yoo AJ. Transient interruption of contrast on CT pulmonary angiography: proof of mechanism. J Thorac Imaging 2007;22(2): 125–129.

5. 原位血栓形成

In Situ Thrombosis

1860 年，Virchow 提出血栓形成可能是由于血管损伤、血流淤滞和高凝状态造成的。一些疾病可能存在以上 1 种或 3 种促发因素，导致肺血管系统原位血栓形成。原位血栓形成的判定标准包括：①在血管损伤部位和（或）血流异常部位存在血栓；②在远离血管异常部位的其他肺血管无血栓。本章将举例说明肺动脉与肺静脉原位血栓。

肿瘤相关肺动脉血栓形成

◆ 肺癌患者可能存在全部 3 个因素：局部肿瘤侵袭造成血管损伤、血流淤滞和高凝状态（图 5.1）。

◆ 仅凭一个时间点的影像学信息可能无法区分直接沿血管腔生长的肿瘤和原位血栓。在病理上，两者常常同时存在。

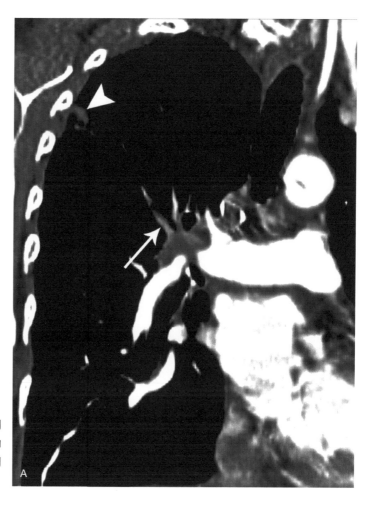

图 5.1（A、B） 男性，71 岁，中央型肺腺癌，外周肺梗死。**A.** CT 冠状位重建显示原发肺肿瘤侵犯右肺动脉，右肺上叶后段肺动脉内充盈缺损（箭形）。肺外周可见一低密度影（箭头）（后续见第 84 页）。

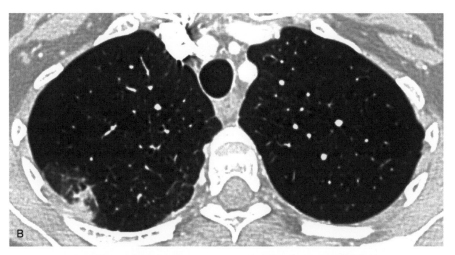

图 5.1（续） 男性，71 岁，中央型肺腺癌，外周肺梗死。**B.** 在 CT 轴位图像上，该低密度影几乎呈楔形，符合外周肺梗死表现。

放射治疗相关肺动脉血栓形成

◆ 辐射对内皮细胞的早期影响表现为细胞的肿胀和脱落。

◆ 这种血管壁损伤可导致原位血栓形成（图 5.2）。

肺动脉残端血栓形成

◆ 在肺癌切除患者中，3 种血栓形成促发因素都存在：血管损伤、血流淤滞和高凝状态。

◆ 患病率为 12%。

◆ 残端长度与原位血栓形成有一定的关系。

◆ 血栓的形状可以是凸的（图 5.3）或凹的（图 5.4）。

◆ 残端血栓形成表现为良性的自然病程。

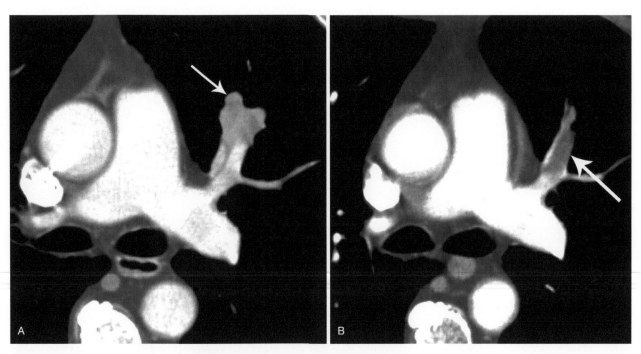

图 5.2（A、B） 男性，74 岁，原发性肺鳞状细胞癌。**A.** CT 显示肿瘤紧邻左肺上叶前段肺动脉（箭形）。**B.** 放射治疗后，左肺上叶前段肺动脉内有一处边界清楚的充盈缺损，符合原位血栓形成（箭形）表现。

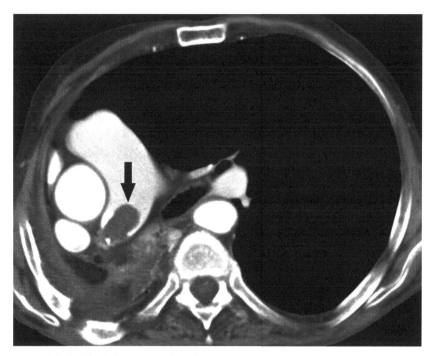

图 5.3　男性，69 岁，因肺癌行右肺切除术后，肺动脉残端原位血栓形成。CT 扫描显示在右肺动脉残端凸形原位血栓形成（箭形）。

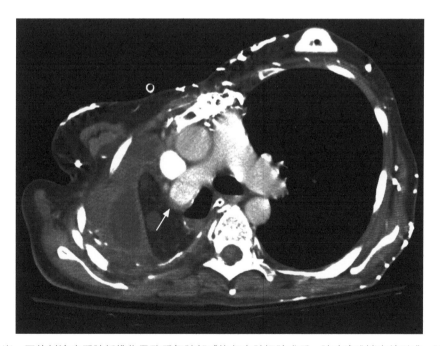

图 5.4　女性，55 岁，因放射治疗后肺纤维化导致反复肺部感染行右肺切除术后，肺动脉残端血栓形成。肺切除术后 9 个月，CT 扫描显示主肺动脉水平血管腔内软组织影，相对于对比剂来看，边缘呈凹形（箭形）。

感染相关肺动脉血栓形成

◆ 肺部感染引起的局部血管炎症导致组织因子生成增多和抑制纤维蛋白溶解。

◆ 在这种促凝环境中，可发生局部原位血栓形成（图 5.5）。

◆ 少数患者可见明显的弥散性血管内凝血。

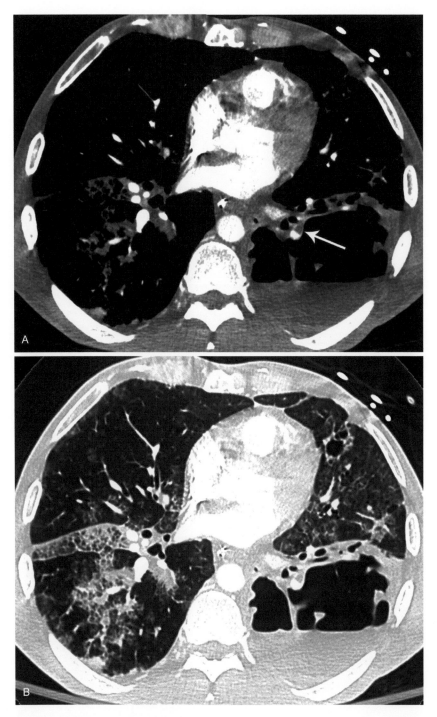

图 5.5（A、B）　男性，39 岁，糖尿病，葡萄球菌脓肿和原位血栓形成。**A.** CT 显示左肺下叶肺动脉内充盈缺损（箭形）。**B.** 肺窗可见邻近一个大的肺脓肿。

血管炎相关肺动脉血栓形成

◆ 白塞（Behcet）综合征、Hughes–Stovin 综合征（又称肺动脉栓塞综合征）和 Takayasu 动脉炎可导致胸腔内大动脉和中动脉血管炎。

◆ 血管壁炎症相关表现为血管壁增厚和原位血栓形成并堵塞血管（图 5.6）。

◆ 尽管深静脉血栓形成很常见，特别是在白塞综合征中，但肺栓塞很少见，因为下肢炎性静脉内的血栓有很强的黏附性。

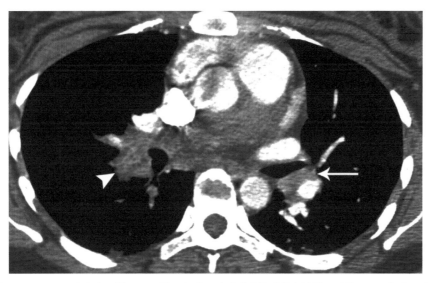

图5.6　女性，28 岁，Takayasu 动脉炎。增强 CT 显示左肺下叶肺动脉管壁偏心性增厚（箭形）和右肺下叶肺动脉闭塞（箭头）。

肺高血压与原位血栓形成

◆ 肺动脉原位血栓形成可见于任何肺动脉高压患者。

◆ 本书第 12 章肺动脉高压分类中列出了全面的原因。

◆ 先天性体–肺分流包括室间隔缺损、房间隔缺损和动脉导管未闭，这些可导致艾森门格综合征。

◆ 艾森门格综合征是指心内长期左向右分流引起肺动脉高压的过程。继而导致分流逆转即右向左分流。

◆ 艾森门格综合征肺动脉近端血栓的发生率约为25%。这种血栓常见于动脉瘤内（图 5.7）。

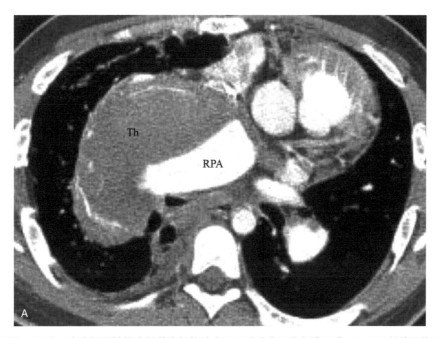

图5.7（A、B）　男性，21 岁，房室间隔缺损合并艾森门格综合征，肺动脉原位血栓形成。A. CT 轴位图像显示右肺动脉显著扩张（RPA）和大块原位血栓（Th）（后续见第 88 页）。

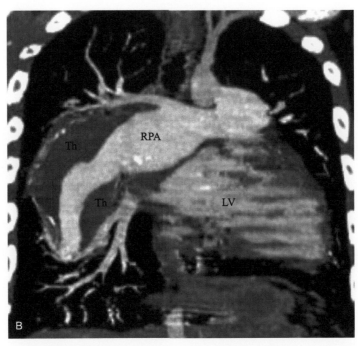

图 5.7（续） 男性，21 岁，房室间隔缺损合并艾森门格综合征，肺动脉原位血栓形成。**B.** 斜冠状位图像显示左心室（LV）之上扩张的右肺动脉（RPA）和邻近钙化的粥样硬化斑块的大块向心性血栓（Th）（经许可引自 Broberg C，Ujita M，Babu-Narayan S，et al. Massive pulmonary artery thrombosis with haemoptysis in adults with Eisenmenger's syndrome：a clinical dilemma. Heart 2004；90（11）：e63，BMJ Publishing Group Ltd.）。

肺静脉血栓形成

◆ 在肺叶切除或肺移植、射频消融术或胸部创伤患者中，肺静脉原位血栓形成已有报道。在左心房增大和心房颤动患者中也有报道。

◆ 这是一种潜在的、灾难性疾病，可导致周围动脉栓塞、短暂性脑缺血发作和脑卒中。

◆ 诊断手段包括 CT（图 5.8）、MRI 和经食管超声心动图。

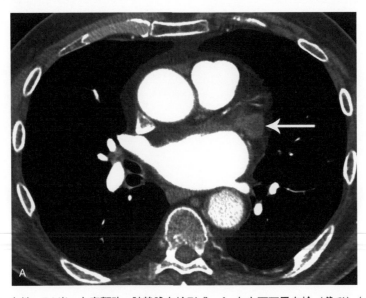

图 5.8（A、B） 女性，74 岁，心房颤动，肺静脉血栓形成。**A.** 左心耳可见血栓（箭形）（后续见第 89 页）。

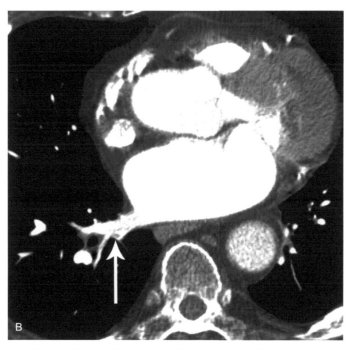

图 5.8（续） 女性，74 岁，心房颤动，肺静脉血栓形成。**B.** 右下肺静脉也可以看到小而清晰的血栓（箭形）。

CT 肺静脉血栓形成伪像

- 一般来说，CT 获取的是一个时间点的肺静脉静态图像。
- 肺静脉的显影取决于对比剂注射的时间。

- 血流从肺动脉至肺静脉的时间可因大块肺动脉血栓栓塞、肺不张或肺实变引起的血管阻力增加而延迟。
- 未充分与对比剂混合的血液可以形成血栓伪像，这种血流伪像通常边界不清（图 5.9）。

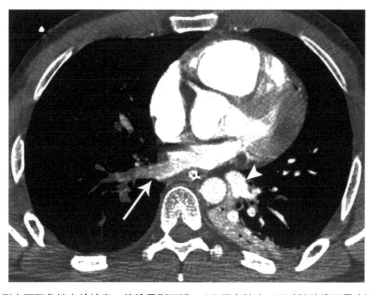

图 5.9 男性，30 岁，右侧大面积急性血栓栓塞，静脉显影不清。CT 示右肺中、下叶肺动脉可见广泛的栓子。对比剂流速不同的结果表现为显影不良与清晰显影的血液之间界限不清（箭形）；在这一时期，左下肺静脉增强较好（箭头），而右下肺静脉增强不良。

参考文献

[1] Brown JM, Farjardo LF, Stewart JR. Mural thrombosis of the heart induced by radiation. Arch Pathol 1973;96(1):1–4.

[2] Burri E, Duwe J, Kull C, Glaser C, Maurer CA. Pulmonary vein thrombosis after lower lobectomy of the left lung. J Cardiovasc Surg (Torino) 2006; 47(5):609–612.

[3] Doust BC, Rathe JW. Main branch pulmonary artery thrombosis with pulmonary abscess formation: case report. Ann Intern Med 1958;48(1):170–174.

[4] Garcia MJ, Rodriguez L, Vandervoort P. Pulmonary vein thrombosis and peripheral embolization. Chest 1996;109(3):846–847.

[5] Girod JP, Lopez-Candales A. Pulmonary vein thrombosis in the setting of blunt chest trauma. J Am Soc Echocardiogr 2007;20(12):1416, e1.

[6] Girinsky T. [Effects of ionizing radiation on the blood vessel wall]. J Mal Vasc 2000;25(5):321–324.

[7] Hiller N, Lieberman S, Chajek-Shaul T, Bar-Ziv J, Shaham D. Thoracic manifestations of Behçet disease at CT. Radiographics 2004;24(3):801–808.

[8] Kwek BH, Wittram C. Postpneumonectomy pulmonary artery stump thrombosis: CT features and imaging follow-up. Radiology 2005;237(1):338–341.

[9] Luna CM, Baquero S, Gando S, et al. Experimental severe pseudomonas aeruginosa pneumonia and antibiotic therapy in piglets receiving mechanical ventilation. Chest 2007;132(2):523–531.

[10] Perloff JK, Rosove MH, Child JS, Wright GB. Adults with cyanotic congenital heart disease: hematologic management. Ann Intern Med 1988; 109(5):406–413.

[11] Schulman LL, Anandarangam T, Leibowitz DW, et al. Four-year prospective study of pulmonary venous thrombosis after lung transplantation. J Am Soc Echocardiogr 2001;14(8):806–812.

[12] Silversides CK, Granton JT, Konen E, Hart MA, Webb GD, Therrien J. Pulmonary thrombosis in adults with Eisenmenger syndrome. J Am Coll Cardiol 2003;42(11):1982–1987.

[13] Uzun O, Akpolat T, Erkan L. Pulmonary vasculitis in Behçet disease: a cumulative analysis. Chest 2005;127(6):2243–2253.

[14] Virchow R. Cellular pathology as based upon physiological and pathological histology. London, England: Churchill; 1860.

[15] Wittram C, Maher MM, Yoo AJ, Kalra MK, Shepard JA, McLoud TC. CT angiography of pulmonary embolism: diagnostic criteria and causes of misdiagnosis. Radiographics 2004;24(5):1219–1238.

[16] Wnuk-Wojnar AM, Trusz-Gluza M, Czerwin ski C, et al. Circumferential pulmonary vein RF ablation in the treatment of atrial fibrillation: 3-year experience of one centre. Kardiol Pol 2005;63(4):362–370, discussion 371–372.

6. 动脉瘤和静脉瘤

Aneurysm and Varix

　　动脉瘤是动脉局部增宽。真性动脉瘤包含全部3层主要结构：内膜、中膜和外膜。假性动脉瘤中，3层中有一层或者多层结构缺失。真性动脉瘤可以呈梭状或囊状；假性动脉瘤一般呈囊状。肺动脉瘤可以是先天性的，也可以是后天获得的。肺动脉瘤并不常见，主要病因包括外伤、导管损伤、感染、血管炎、肺高血压、肿瘤和结缔组织病（马方综合征）；肺动脉瘤也可以是特发性的。肺动脉瘤可进展为肺动脉夹层或破裂，尤其是伴有肺动脉高压的大动脉瘤。肺动脉瓣狭窄远端可见狭窄后肺动脉扩张。支气管动脉瘤不常见；病因与其他体循环动脉瘤的病因是一样的，同样动脉瘤破裂会造成严重后果。肺静脉瘤（肺静脉曲张）可能是先天性的，也可能与慢性肺静脉高压有关，这些扩张的肺静脉通常是良性病程。在这一章中，我们将举例说明肺动脉瘤、支气管动脉瘤及肺静脉瘤。

梭状动脉瘤

◆ 梭状动脉瘤是指动脉局限性、向心性和对称性增宽（图 6.1）。

囊状动脉瘤

◆ 囊状动脉瘤是指动脉局限性、偏心性和非对称性增宽（图 6.2）。
◆ 感染、创伤和导管损伤导致的动脉瘤往往呈囊状。

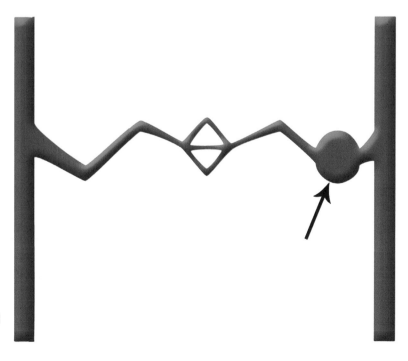

图 6.1 梭状动脉瘤示意图。血管局限性、向心性和对称性增宽（箭形）。

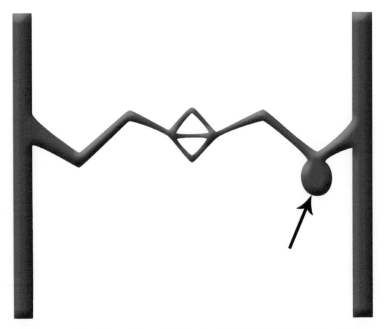

图 6.2 囊状动脉瘤示意图。血管局限性、偏心性和非对称性增宽（箭形）。

狭窄后肺动脉扩张

◆ 发生在肺动脉瓣狭窄远端。
◆ 这种扩张通常是先天性的，但也可能发生在类癌综合征，或由风湿热引起。

◆ 存在右心室流出道梗阻。
◆ 通过狭窄的肺动脉瓣的高速血流（射流）导致主肺动脉和（或）左肺动脉扩张（图 6.3）。
◆ 通常情况下，右肺动脉大小正常。

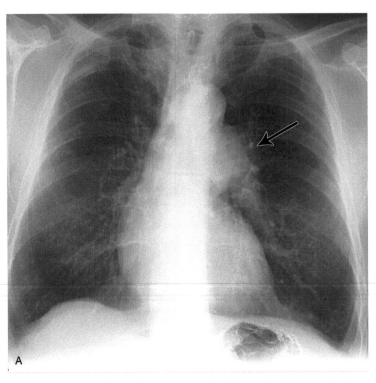

图 6.3（A~C） 男性，75 岁，肺动脉瓣狭窄。A. 胸部 X 线平片示左肺动脉增宽（箭形）（后续见第 93 页）。

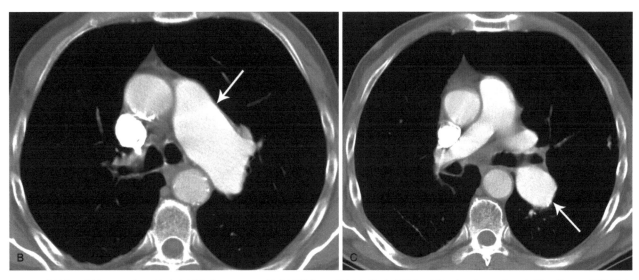

图 6.3（续） 男性，75 岁，肺动脉瓣狭窄。**B.** CT 轴位图像提示单侧左肺动脉扩张（箭形）。**C.** 再向下方层面的 CT 图像显示主肺动脉和右肺动脉大小正常，左肺动脉扩张（箭形）。

肺动脉损伤

◆ 医源性因素之一是肺动脉导管放置位置不当，导管尖端放置过于靠近外周。

◆ 导管头端可损伤动脉壁，导致假性动脉瘤形成，该动脉瘤通常为囊状（图 6.4）。

◆ 肺动脉导管置入导致肺动脉破裂的发生率为 0.03%，肺动脉破裂的死亡率为 70%。

◆ 其他导致肺动脉损伤的原因包括胸腔置管、血管造影、外科手术、肺组织活检及刺伤或枪伤所致的穿透性创伤。

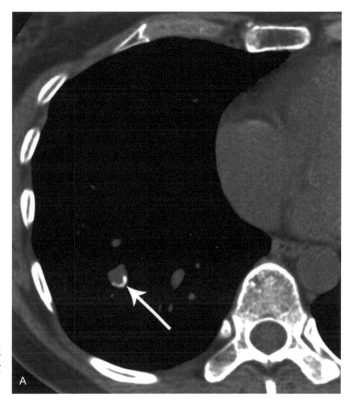

图 6.4（A~C） 男性，48 岁，远端肺动脉置管术后发生肺动脉囊状动脉瘤。**A.** 非增强 CT 显示右肺下叶结节状高密度影，伴部分管壁弧形钙化（箭形）（后续见第 94 页）。

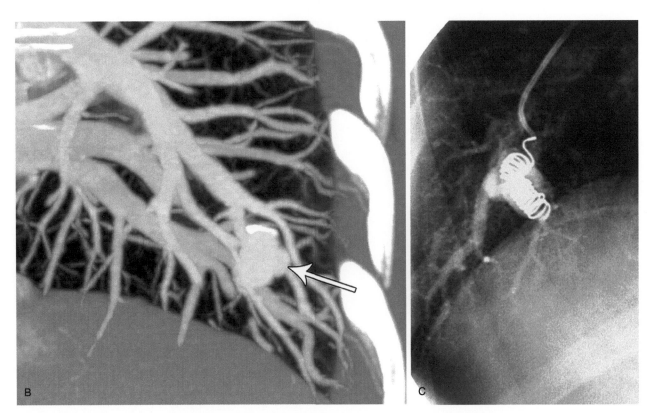

图 6.4（续）男性，48 岁，远端肺动脉导管术后发生肺动脉囊状动脉瘤。**B.** 增强 CT MIP 图像显示右肺下叶亚段肺动脉假性动脉瘤（箭形）。**C.** 血管造影点片图像可见囊状动脉瘤内弹簧圈置入。

感染性动脉瘤

- 感染性动脉瘤可由细菌（图 6.5）、真菌或分枝杆菌感染引起 [由结核引起的动脉瘤称为拉斯姆森（Rasmussen）动脉瘤]。
- 感染性动脉瘤往往是假性动脉瘤，有发生肺出血和危及生命的咯血风险。

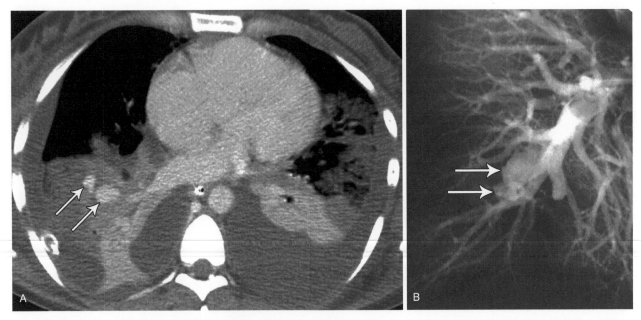

图 6.5（A、B）女性，36 岁，吸毒者，葡萄球菌性肺炎，假性动脉瘤。**A.** CT 显示右肺下叶两个囊状动脉瘤（箭形）。**B.** 血管造影证实是两个假性动脉瘤（箭形）。也可以看到阻塞的肺动脉。

肿瘤性动脉瘤

◆ 原发性肺癌（图 6.6）、肺转移癌及较少见的起源于肺动脉的肿瘤可侵蚀肺动脉并导致假性动脉瘤。

◆ 这类动脉瘤出现危及生命的大咯血的风险很高。

血管炎性动脉瘤

◆ 白塞综合征和肺动脉栓塞综合征（Hughes–Stovin 综合征）是最常见的与肺动脉瘤相关的血管炎（图 6.7）。

◆ 白塞综合征是一种以反复发作的口腔和生殖器溃疡及葡萄膜炎为特征的慢性的多系统血管炎。

◆ 白塞综合征的肺动脉瘤在免疫抑制剂治疗后可能会好转。然而，可能有必要进行动脉瘤栓塞治疗。

◆ 白塞综合征包括血栓形成、肺梗死和出血。

◆ 肺动脉栓塞综合征可表现为肺动脉瘤形成和破裂，以及反复发作的血栓性静脉炎。有人认为它是不完全型白塞综合征。

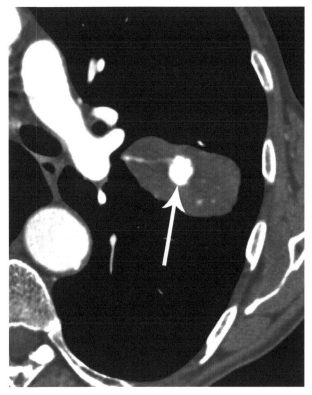

图 6.6 男性，61 岁，低分化非小细胞肺癌，假性动脉瘤。CT 显示在坏死的肺肿瘤中央出现肺动脉瘤（箭形）。

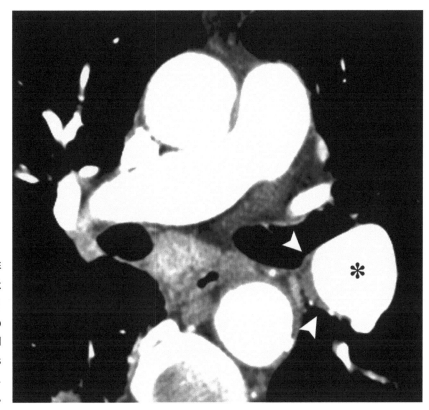

图 6.7 男性，50 岁，白塞综合征伴咯血。CT 扫描显示左肺叶间肺动脉瘤样扩张（＊）伴内侧壁增厚（箭形）（经许可引自 Castaner E, Gallardo X, Rimola J, et al. Congenital and acquired pulmonary artery anomalies in the adult: radiologic overview. Radiographics; 2006; 26: 349–371.）。

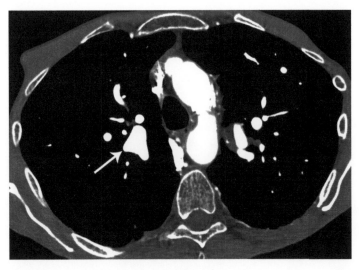

图 6.8　男性，60 岁，慢性血栓栓塞性肺高血压。CT 在肺上叶水平可见右肺上叶肺动脉分支处梭状动脉瘤（箭形）。

肺高血压

◆ 肺动脉高压是肺动脉瘤的常见病因。

◆ 本书第 12 章详细列举了肺高血压的病因。

◆ 慢性血栓栓塞性疾病导致的肺高血压是更常见的病因之一（图 6.8）。

特发性动脉瘤

◆ 根据定义，当所有已知的病因都被排除后，肺动脉瘤考虑为特发性。

◆ 大的动脉瘤局部压迫邻近组织会出现症状。

◆ 可出现肺动脉瓣关闭不全和右心室功能障碍。

◆ 由于存在破裂的风险，> 6 cm 的特发性动脉瘤常需要外科手术治疗（图 6.9）。

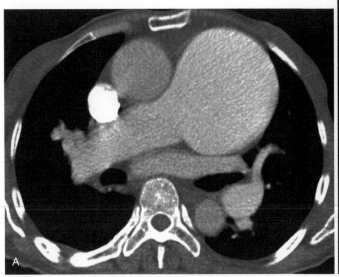
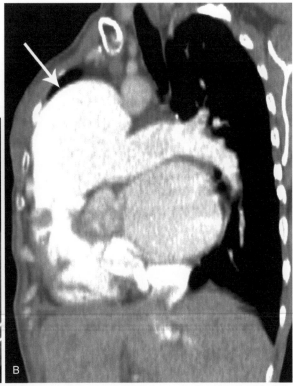

图 6.9（A、B）　女性，63 岁，特发性肺动脉瘤。A. CT 显示严重瘤样扩张的主肺动脉和左肺动脉。B. 斜矢状位图像显示动脉瘤为主肺动脉和左肺动脉向上的囊状隆起（箭形）。

支气管动脉瘤

◆ 支气管动脉瘤最常发生于有肺部基础疾病（包括支气管扩张、肺癌和反复感染）的患者。

◆ 解剖学上可分为纵隔型（图 6.10）和肺内型。

◆ 纵隔支气管动脉瘤可能与主动脉瘤或夹层相似，表现为纵隔肿块、上腔静脉阻塞、吞咽困难、血胸、纵隔积血或呕血。

◆ 肺内支气管动脉瘤可表现为大咯血或间歇性咯血。

◆ 因为有危及生命的破裂和出血风险，所以此类动脉瘤的早期诊断和治疗至关重要。

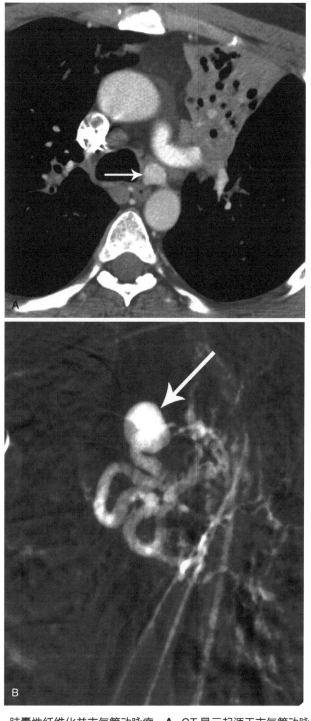

图 6.10（A、B） 男性，36 岁，肺囊性纤维化并支气管动脉瘤。A. CT 显示起源于支气管动脉并邻近其降主动脉起始部的囊状动脉瘤（箭形）。B. 弹簧圈封堵前，支气管动脉造影证实为动脉瘤（箭形）。

肺静脉瘤（肺静脉曲张）

◆ 肺静脉瘤可以是先天性的，也可以由慢性肺静脉高压导致。

◆ 通常无症状，胸部 X 线平片上表现为边界清楚的纵隔或肺部肿块影。

◆ 一旦明确为肺静脉瘤，通常不需要治疗（图6.11）。

◆ 极为罕见的并发症包括静脉瘤内的血栓引起的系统栓塞，以及静脉瘤破裂出血进入胸膜腔，或进入支气管出现咯血。

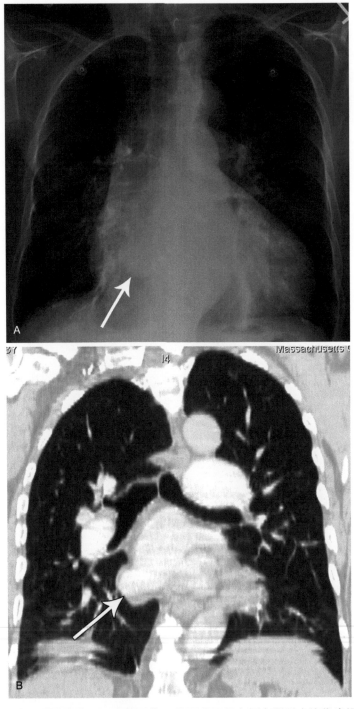

图 6.11（A、B） 男性，76 岁，肺静脉瘤。**A.** 胸部正位 X 线平片可见右侧心影后方边缘光滑的、结节状阴影（箭形）。**B.** CT 冠状位 MIP 重建图像显示右下肺静脉瘤（箭形）。

参考文献

[1] Deb SJ, Zehr KJ, Shields RC. Idiopathic pulmonary artery aneurysm. Ann Thorac Surg 2005;80(4):1500–1502.

[2] Gomez-Jorge J, Mitchell SE. Embolization of a pulmonary artery pseudoaneurysm due to squamous cell carcinoma of the lung. J Vasc Interv Radiol 1999;10(8):1127–1130.

[3] Graham JK, Shehata B. Sudden death due to dissecting pulmonary artery aneurysm: a case report and review of the literature. Am J Forensic Med Pathol 2007;28(4):342–344.

[4] Nair KKS, Cobanoglu AM. Idiopathic main pulmonary artery aneurysm. Ann Thorac Surg 2001;71(5):1688–1690.

[5] Nguyen ET, Silva CIS, Seely JM, Chong S, Lee KS, Müller NL. Pulmonary artery aneurysms and pseudoaneurysms in adults: findings at CT and radiography. AJR Am J Roentgenol 2007;188(2):W126–134.

[6] Vanherreweghe E, Rigauts H, Bogaerts Y, Meeus L. Pulmonary vein varix: diagnosis with multi-slice helical CT. Eur Radiol 2000;10(8):1315–1317.

[7] Wilson SR, Winger DI, Katz DS. CT visualization of mediastinal bronchial artery aneurysm. AJR Am J Roentgenol 2006;187(5):W544–W545.

[8] Yoon W, Kim JK, Kim YH, Chung TW, Kang HK. Bronchial and nonbronchial systemic artery embolization for life-threatening hemoptysis: a comprehensive review. Radiographics 2002;22(6):1395–1409.

7. 血管炎
Vasculitis

血管炎是以血管壁及其周围炎症为特征的一组疾病。炎症过程可以累及大血管、中血管及小血管，甚至低于 CT 分辨率的毛细血管。白塞综合征、肺动脉栓塞综合征（Hughes–Stovin 综合征）、Takayasu 动脉炎和巨细胞动脉炎倾向于累及大中型动脉，而肉芽肿性血管炎（Wegener 肉芽肿）、显微镜下多血管炎、嗜酸性肉芽肿性血管炎（Churg–Strauss 综合征）、肺出血肾炎综合征（Goodpasture 综合征）、冷球蛋白血症、过敏性紫癜（Henoch–Schönlein 紫癜）、结缔组织病和药物性血管炎容易累及肺小血管和毛细血管。血管炎也可以根据组织学类型进行分类，如巨细胞浸润见于巨细胞性动脉炎和 Takayasu 动脉炎；肉芽肿性改变见于 Wegener 肉芽肿、显微镜下多血管炎和 Churg–Strauss 综合征；白细胞浸润见于冷球蛋白血症、过敏性紫癜和白塞综合征；淋巴细胞浸润见于结缔组织、白塞综合征和药物性血管炎。Goodpasture 综合征、Wegener 肉芽肿、显微镜下多血管炎、Churg–Strauss 综合征和系统性红斑狼疮都可能是肺肾综合征的原因。肺血管炎最常见的呼吸道症状是咯血，严重时可能危及生命。本章将总结肺血管炎及其影像学表现。

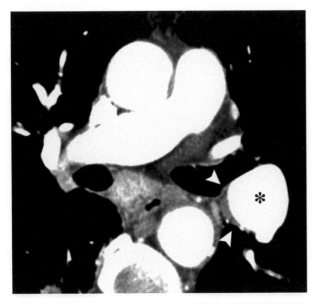

图 7.1　男性，50 岁，白塞综合征伴咯血。CT 扫描显示左肺叶间肺动脉瘤样扩张（*）伴内侧壁增厚（箭形）（经许可引自 Castañer E, Gallardo X, Rimola J, et al. Congenital and acquired pulmonary artery anomalies in the adult: radiologic overview. Radiographics；2006；26：349–371.）。

白塞综合征

- 白塞综合征是一种慢性多系统血管炎，以反复发作的口腔溃疡、生殖器溃疡和葡萄膜炎为特征。
- 最常见于土耳其和东南亚，与人类白细胞抗原 HLA–B51 和金黄色葡萄球菌、普雷沃泰菌、衣原体和丙型肝炎病毒感染有关。
- 胸部表现包括动脉瘤（图 7.1）、血栓形成、肺梗死、肺出血、机化性肺炎、淋巴结增大和胸腔积液。
- 白塞综合征的肺动脉瘤在免疫抑制剂治疗后可能会好转。然而，可能有必要进行动脉瘤栓塞治疗。
- 重要的是，切不可将白塞综合征肺血管炎误认为肺血栓栓塞性疾病，因为已经发生过对前者启动抗凝治疗后不久患者死亡的案例。
- 肺动脉栓塞综合征可表现为肺动脉瘤形成和破裂，以及反复发作的血栓性静脉炎。有人认为它是不完全型白塞综合征。

Takayasu 动脉炎

- Takayasu 动脉炎是一种原因不明的、慢性的、进行性的系统性动脉炎，主要累及主动脉及其分支。
- 在东亚育龄期妇女最为常见。
- 肺血管受累占 50%~80%。
- 肺血管改变包括管壁增厚、原位血栓形成、狭窄、闭塞（图 7.2）和肺高血压。
- 血栓机化和再通发生，新生血管通常是来自支

气管动脉的分支滋养血管。
- 马赛克灌注和周围肺结节（图 7.2C）在前面章节已经描述过，表示小肺动脉和邻近肺组织受累。

巨细胞动脉炎

- 巨细胞动脉炎是一种特发性血管炎，累及大动脉，主要是颈动脉颅外分支和主动脉，很少累及中央型肺动脉。
- 典型的临床特点是女性、> 50 岁、患有风湿性多肌痛症、头痛、系统性疾病和红细胞沉降率增高。

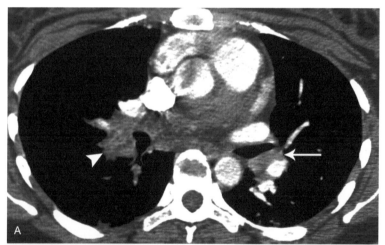

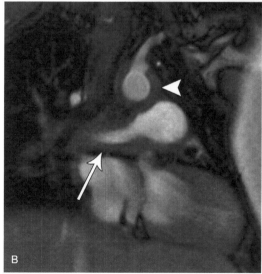

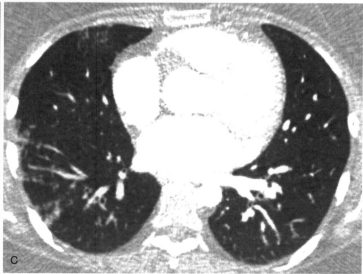

图 7.2（A~C） 女性，28 岁，Takayasu 动脉炎。**A.** CT 显示左肺下叶肺动脉管壁偏心性增厚并强化（箭形）和右肺下叶肺动脉闭塞（箭头）。**B.** 对比剂增强 MRI 显示右肺下叶肺动脉闭塞处近心端的血管管壁增厚并强化（箭形）。主动脉也有受累（箭头）。**C.** CT 肺窗显示右肺胸膜下和支气管血管周围结节。

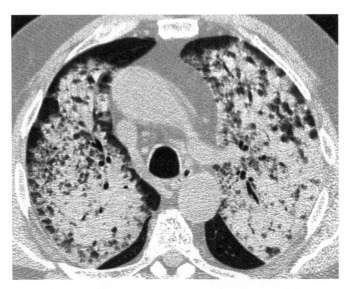

图7.3　男性，83岁，Wegener 肉芽肿。高分辨率 CT 显示双肺上叶广泛实变，符合弥漫性肺出血表现。

◆ 肺动脉巨细胞动脉炎的 CT 表现与 Takayasu 动脉炎相似，表现为动脉管壁增厚、狭窄和原位血栓形成。

Wegener 肉芽肿

◆ Wegener 肉芽肿是一种特发性、炎症性、全身性疾病，以上、下呼吸道坏死性肉芽肿性血管炎、局灶性坏死性肾小球肾炎和累及小动脉、毛细血管和小静脉的血管炎为特征。

◆ 还可能影响关节、眼睛、神经系统、心脏、胃肠道、甲状腺、肝脏和乳房。

◆ 平均发病年龄为 50 岁。

◆ 在 90% 的病例中，其特征性的实验室检查结果是 c-ANCA（胞质型抗中性粒细胞胞质抗体）和 anti-PR3（抗蛋白酶 3）阳性，伴红细胞沉降率增快。

◆ Wegener 肉芽肿累及胸部的几种表现：弥漫性肺泡出血（图 7.3）、典型的空洞性结节或肿块（图 7.4 和图 7.5）及较少见的大血管疾病（图 7.6）。

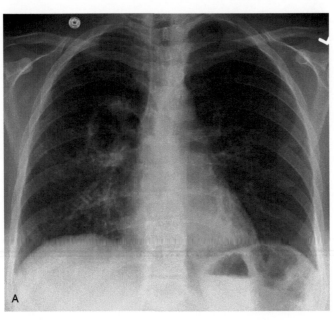

图7.4　女性，23岁，Wegener 肉芽肿。**A.** 胸部正位 X 线平片显示右肺邻近肺门处有一个较大的空洞性肿块。此外，双肺中、下野可见边界不清的小结节状阴影，符合出血性改变（后续见第 103 页）。

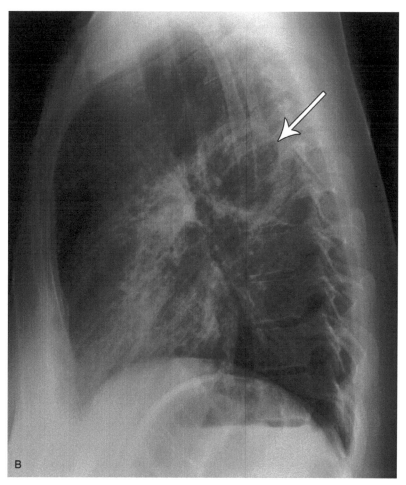

图7.4（续） 女性，23岁，Wegener 肉芽肿。**B.** 胸部侧位 X 线平片显示大的空洞性肿块位于右肺下叶背段（箭形）。空洞性肿块前方的实变可能与肺出血有关。

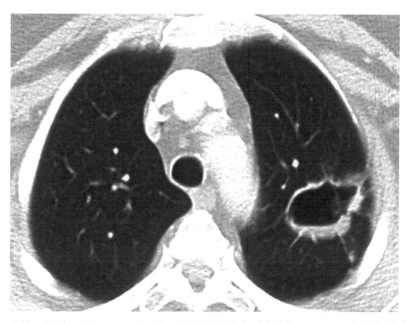

图7.5 女性，68岁，Wegener 肉芽肿。CT 显示左肺上叶典型的 Wegener 肉芽肿空洞性肿块。

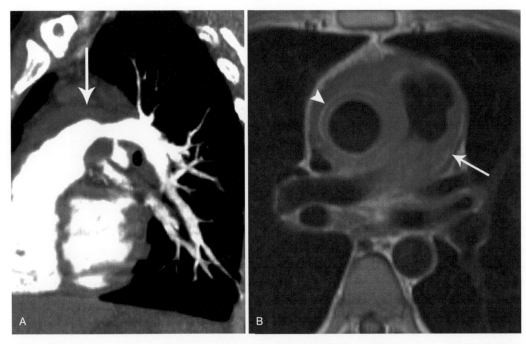

图 7.6（A、B）　男性，39 岁，Wegener 肉芽肿。**A.** 增强 CT 斜矢状位图像显示左肺动脉向心性、非对称性管壁增厚（箭形）。**B.** 增强 MRI 轴位图像显示主动脉管壁向心性增厚并强化（箭头），以及左肺动脉向心性、结节状、非对称性管壁增厚（箭形）。偶见左主支气管管壁增厚。

显微镜下多血管炎

◆ 显微镜下多血管炎是一种非肉芽肿性、坏死性、全身性血管炎，累及小动脉、毛细血管、小静脉，有时还会影响中等血管。此类患者几乎均合并有肾小球肾炎。

◆ 55~74 岁的男性多发，与接触二氧化硅、一些有机溶剂和药物有关。

◆ 患者通常 p-ANCA（核周型抗中性粒细胞胞质抗体）阳性，c-ANCA 也可能阳性。

◆ 30%~40% 的患者表现为反复发生的弥漫性肺泡出血（图 7.7）。

◆ 就诊时的影像学表现是弥漫性肺泡出血（图 7.7）。在临床稳定期，CT 显示为小叶中心性磨玻璃结节，代表血管周围炎症（图 7.8）或弥漫性间质纤维化。

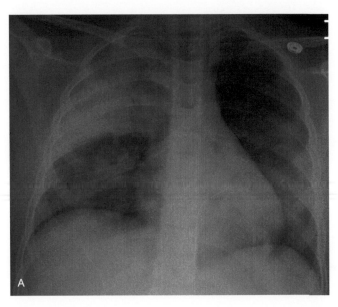

图 7.7（A、B）　女孩，7 岁，显微镜下多血管炎。**A.** 入院胸部 X 线平片显示除部分左肺上叶以外，双肺广泛实变（后续见第 105 页）。

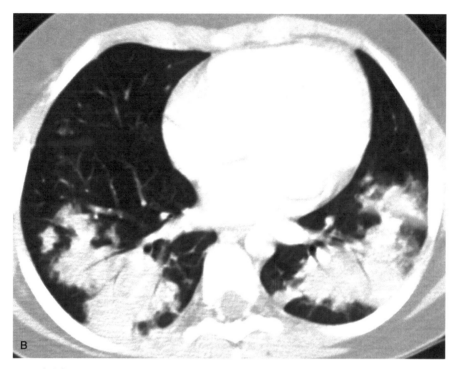

图 7.7（续） 女孩，7 岁，显微镜下多血管炎。**B.** CT 显示双肺下叶实变，符合肺出血表现。

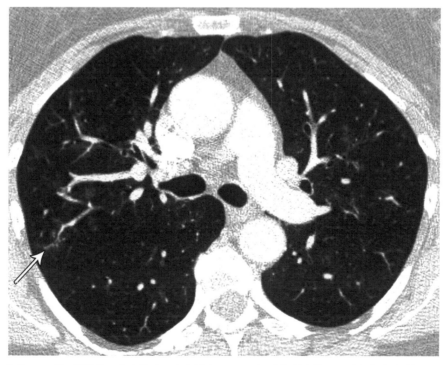

图 7.8　女性，55 岁，显微镜下多血管炎。高分辨率 CT 显示沿支气管血管周围分布的磨玻璃样阴影（箭形）。

Churg-Strauss 综合征

- Churg-Strauss 综合征是一种与 p-ANCA 相关的全身性疾病。

- 临床上可分为 3 个阶段：前驱期（哮喘和变应性鼻炎）、嗜酸性粒细胞期（外周血嗜酸性粒细胞增多和嗜酸性粒细胞组织浸润）和血管炎期（危及生命的全身性中、小血管血管炎伴血管和血管外肉芽肿）。

- 其他表现包括节段性肾小球肾炎、周围神经病

变、心肌病、紫癜和腹痛。

- 嗜酸性粒细胞期以嗜酸性粒细胞肺炎为特征，胸部 X 线平片上表现为一过性游走性肺实变（图7.9A）。

- 血管炎期由于肺出血可能出现实变或磨玻璃样阴影。

- CT 表现因疾病分期不同而不同，包括外周肺内实变和磨玻璃样阴影（图 7.9B）、小叶中心结节、小叶间隔增厚、支气管管壁增厚和支气管扩张。

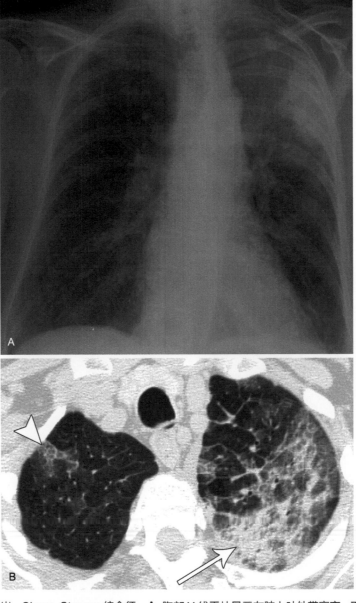

图 7.9（A、B） 女性，69 岁，Churg-Strauss 综合征。**A.** 胸部 X 线平片显示左肺上叶外带实变，下叶有轻微的磨玻璃样改变。**B.** 高分辨率 CT 显示外周实变（箭形）和周边磨玻璃样阴影，伴有弥漫性小叶间隔增厚和小叶内间质增厚（箭头）。

Goodpasture 综合征

* Goodpasture 综合征是一种抗肾小球基底膜抗体疾病。
* 免疫球蛋白沿肺泡基底膜呈片状线性沉积。

* 肺活检标本通常显示肺泡内出血和含铁血黄素沉积。
* 本病最多见于年轻成年男性，伴有干咳、咯血和肾脏疾病的实验室证据。
* 胸部 X 线平片表现为弥漫性气腔实变 (图 7.10)。

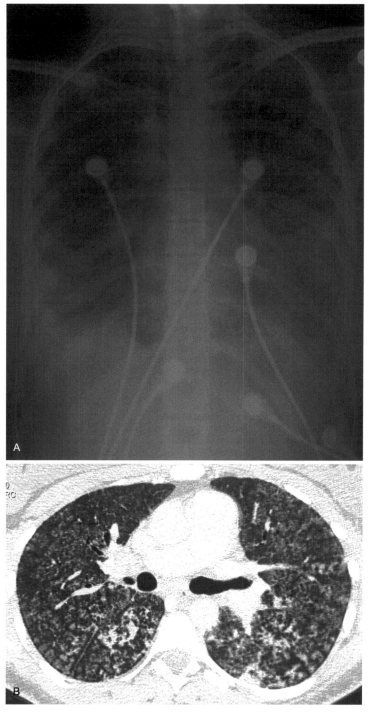

图 7.10（A、B） 女性，26 岁，Goodpasture 综合征。**A.** 入院时的胸部 X 线平片显示双肺弥漫性磨玻璃样阴影和双肺下叶实变。**B.** 高分辨率 CT 显示主要是小叶中心性磨玻璃样阴影，部分形成玫瑰花样改变。

冷球蛋白血症性血管炎

◆ 冷球蛋白是一种免疫球蛋白，低温下会沉淀。

◆ 血管炎是由混合的冷球蛋白沉积在血管壁引起急性炎症所致。

◆ 患者的平均年龄约为 50 岁。

◆ 80% 的病例中存在丙型肝炎病毒感染，其被认为是一个相关病因。

◆ 临床特征包括紫癜、关节痛、远端坏死、周围神经病变、腹痛和肾小球肾炎。

◆ 很少表现为弥漫性肺出血。

过敏性紫癜

◆ 过敏性紫癜是儿童最常见的系统性血管炎，5 岁时发病率最高。

◆ 其以免疫球蛋白 A 和免疫球蛋白补体 C3 免疫复合物在各器官沉积为特征。

◆ 可表现为特征性非血小板减少性紫癜、关节痛、腹痛伴肠套叠、肾小球肾炎，偶尔可出现肺出血（图 7.11）。

◆ 弥漫性肺出血在成人比儿童更多见。

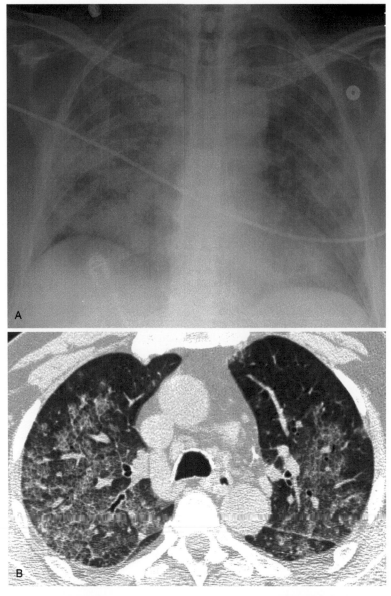

图 7.11（A、B） 男性，23 岁，过敏性紫癜。**A.** 入院胸部 X 线平片显示双肺弥漫性磨玻璃样阴影和实变。**B.** 高分辨率 CT 显示弥漫性双肺磨玻璃样阴影、小叶间隔增厚和小叶内间质增厚（"铺路石征"），符合弥漫性肺出血表现。

系统性红斑狼疮

- 弥漫性肺出血可发生在任何胶原-血管疾病中，但最常见于系统性红斑狼疮（SLE）。
- 大多数 SLE 相关性肺出血患者都已确诊为累及多器官的 SLE，极少数情况下肺出血为 SLE 的首发症状（图 7.12）。
- 中性粒细胞性肺泡毛细血管炎是导致 SLE 患者肺出血最常见的组织学病变。

- SLE 的诊断是通过检测到血清抗核抗体来确定的。
- SLE 的肺部高分辨率 CT 表现包括小叶内间质增厚、小叶间隔不规则增厚、支气管扩张和周围性细支气管扩张。

药物性血管炎

- 抗凝和溶栓治疗、化疗药物和强效可卡因的直接毒性作用或超敏反应可导致弥漫性肺出血。

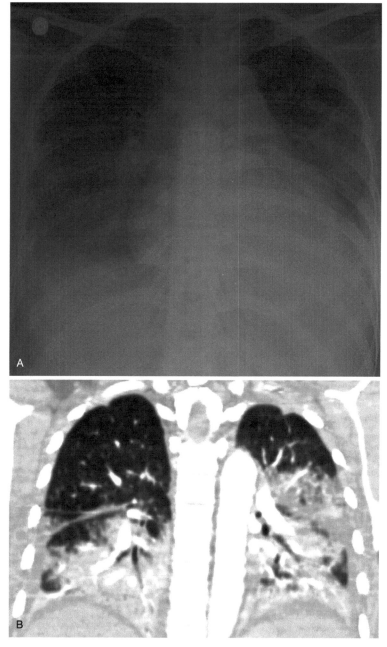

图 7.12（A~C） 女性，23 岁，系统性红斑狼疮伴咯血。**A.** 便携式胸片显示双肺中、下野磨玻璃样阴影及实变影。**B.** CT 冠状位重建图像显示双肺下部和左肺中部实变，上叶磨玻璃样阴影，符合肺出血表现（后续见第 110 页）。

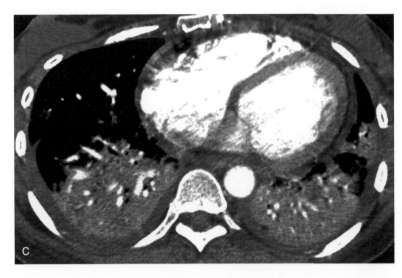

图7.12（续） 女性，23 岁，系统性红斑狼疮伴咯血。C. CT 轴位图像显示双肺下叶基底段和左肺舌叶实变，伴有少量胸腔积液和心包积液。

◆ 已知引起血管炎的药物包括丙硫氧嘧啶、青霉胺、肼苯哒嗪、柳氮磺胺吡啶、米诺环素、别嘌醇、全反式维甲酸、青霉素和白三烯拮抗剂。

参考文献

[1] Clark T, Hoffman GS. Pulmonary artery involvement in Wegener's granulomatosis. Clin Exp Rheumatol 2003;21(6 Suppl 32):S124–S126.

[2] Fenlon HM, Doran M, Sant SM, Breatnach E. High-resolution chest CT in systemic lupus erythematosus. AJR Am J Roentgenol 1996;166(2):301–307.

[3] Frankel SK, Cosgrove GP, Fischer A, Meehan RT, Brown KK. Update in the diagnosis and management of pulmonary vasculitis. Chest 2006; 129(2):452–465.

[4] Hansell DM. Small-vessel diseases of the lung: CT-pathologic correlates. Radiology 2002;225(3):639–653.

[5] Jennette JC, Falk RJ. Small-vessel vasculitis. N Engl J Med 1997;337(21):1512–1523.

[6] Marten K, Schnyder P, Schirg E, Prokop M, Rummeny EJ, Engelke C. Patternbased differential diagnosis in pulmonary vasculitis using volumetric CT. AJR Am J Roentgenol 2005;184(3):720–733.

[7] Nadrous HF, Yu AC, Specks U, Ryu JH. Pulmonary involvement in Henoch-Schönlein purpura. Mayo Clin Proc 2004;79(9):1151–1157.

[8] Paul JF, Hernigou A, Lefebvre C, et al. Electron beam CT features of the pulmonary artery in Takayasu's arteritis. AJR Am J Roentgenol 1999;173(1):89–93.

[9] Primack SL, Miller RR, Müller NL. Diffuse pulmonary hemorrhage: clinical, pathologic, and imaging features. AJR Am J Roentgenol 1995;164(2):295–300.

[10] Uzun O, Akpolat T, Erkan L. Pulmonary vasculitis in Behçet disease: a cumulative analysis. Chest 2005;127(6):2243–2253.

[11] Worthy SA, Müller NL, Hansell DM, Flower CD. Churg-Strauss syndrome: the spectrum of pulmonary CT findings in 17 patients. AJR Am J Roentgenol 1998;170(2):297–300.

[12] Yang CD, Teng JL, Gu YY, Chen SL. Takayasu's arteritis presenting with bilateral pulmonary granulomatosis. Clin Rheumatol 2007;26(4):612–614.

8. 感染

Infection

在本章中，我们将探讨肺血管如何成为肺部感染的传播途径，以及感染如何影响肺血管。脓毒性栓子可以经肺血管将感染传播到肺部；或者，肺血管也可以受到邻近经气道感染的肺实质的影响。我们可以通过急性细菌感染、反复细菌感染、脓毒性栓塞及分枝杆菌、真菌、病毒和寄生虫感染的经典例子，来说明感染和肺血管之间的相互作用。

急性细菌感染

◆ 肺叶实变可见于急性细菌性肺炎。在增强 CT 上，无并发症的实变区域内的血管轮廓通常正常（图 8.1）。
◆ 肺部感染引起的局部炎症导致组织因子产生增加，并抑制纤溶。在这种促凝血环境中，偶尔可见局部原位血栓形成（见图 5.5）。
◆ 实变肺组织引起局部肺血管阻力增加，这一作用可减慢血液和对比剂的流动（见图 4.30）。未与对比剂充分混合的血液可类似肺栓塞或原位血栓形成。

反复细菌感染

◆ 肺结构异常如囊性纤维化中的支气管扩张，可导致反复细菌感染。
◆ 囊性纤维化患者反复感染可导致肺和血管壁坏死，特征为出血性肺炎，以及支气管动脉和肺动脉假性动脉瘤（图 8.2）。

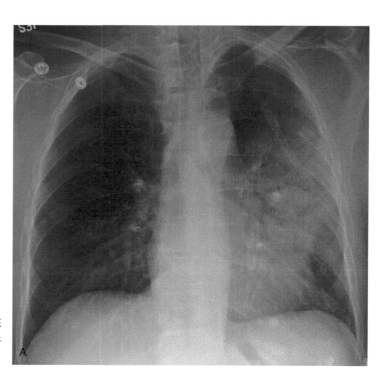

图 8.1（A~C） 男性，54 岁，急性链球菌性大叶性肺炎。**A.** 胸部正位 X 线平片显示左肺广泛实变，并见支气管充气征（后续见第 112 页）。

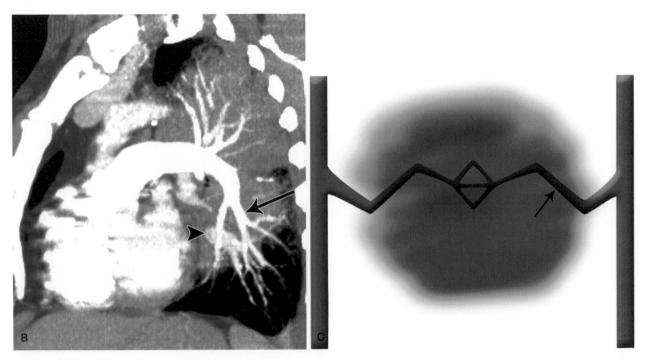

图 8.1（续） 男性，54 岁，急性链球菌性大叶性肺炎。**B.** 对比剂增强 CT 斜矢状位 MIP 可见肺动脉（箭形）和肺静脉（箭头）的正常轮廓。**C.** 肺炎示意图（以棕色圆圈表示）。穿过实变肺组织的是轮廓和直径正常的血管（箭形）。

◆ 肺囊性纤维化患者大咯血与金黄色葡萄球菌感染和糖尿病有关。

脓毒性栓塞

◆ 感染性心内膜炎或牙周病患者可见脓毒性栓塞。静脉导管或起搏器电极导线感染也与脓毒性栓塞有关。

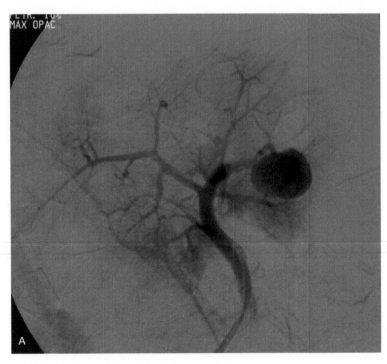

图 8.2（A、B） 男性，25 岁，肺囊性纤维化伴假性动脉瘤。**A.** 肺血管造影点片显示左肺上叶假性动脉瘤（后续见第 113 页）。

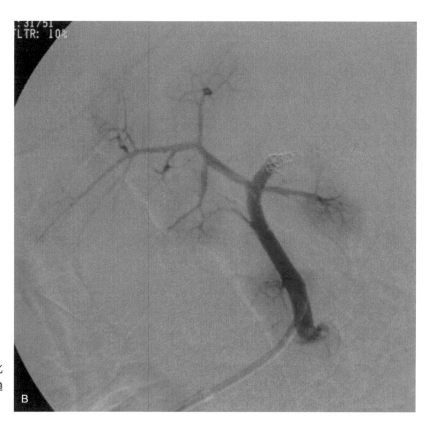

图 8.2（续） 男性，25 岁，肺囊性纤维化伴假性动脉瘤。**B.** 肺血管造影点片显示弹簧圈成功封堵假性动脉瘤。

◆ 感染的微生物因病因而异。在静脉药物依赖者（成瘾）中，金黄色葡萄球菌是最常见的感染致病菌。

◆ 脓毒性栓塞的影像学表现包括结节和伴或不伴空洞的胸膜下楔形阴影（图 8.3）。

分枝杆菌感染

◆ 结核和非结核分枝杆菌通常通过呼吸道进入肺部。

◆ 活动性原发型（primary）肺结核或继发型（post-primary）肺结核可累及肺血管。

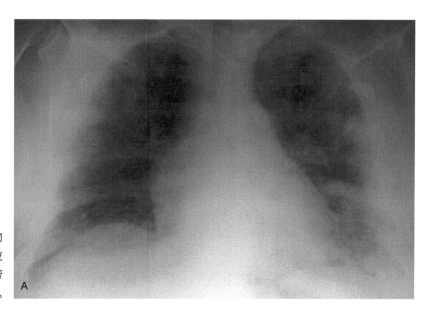

图 8.3（A、B） 男性，28 岁，静脉药物依赖者（成瘾），脓毒性栓塞。**A.** 胸部正位 X 线平片显示双侧的、主要位于肺野外带的、边界模糊的结节影（后续见第 114 页）。

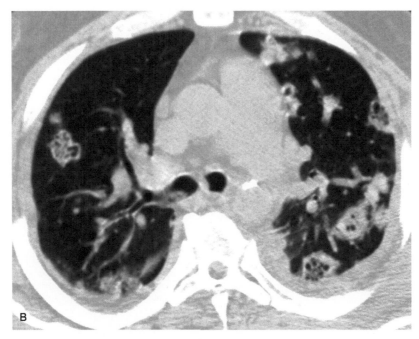

图 8.3（续） 男性，28 岁，静脉药物依赖者（成瘾），脓毒性栓塞。**B.** 相应 CT 显示双肺外周多发分叶状空洞性结节。

◆ 咯血是一种常见的临床症状，可能危及生命。

◆ 坏死性肉芽肿性肺血管炎可累及肺动脉和肺静脉。

◆ 支气管动脉在肺实质结核病变中常常是增粗的，空洞型肺结核的咯血通常来源于支气管动脉（图8.4）。

◆ Rasmussen 动脉瘤是一种罕见的情况，是由来自邻近结核空洞的肺动脉管壁受损变薄而引起的（类似于图 8.2）。

◆ 粟粒型肺结核可通过支气管动脉和肺动脉进入血流进行播散（图 8.5）。

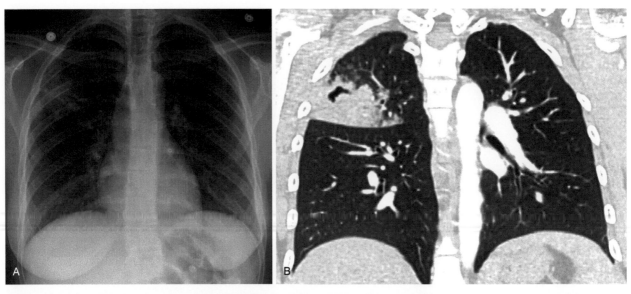

图 8.4（A~C） 女性，25 岁，活动性肺结核并咯血。**A.** 胸部 X 线平片示右肺上叶内空洞性实变。**B.** CT 冠状位重建更清晰地显示空洞。另外，在实变上方有边界不清的结节，可能是吸入的血液或结核性支气管肺炎（后续见第 115 页）。

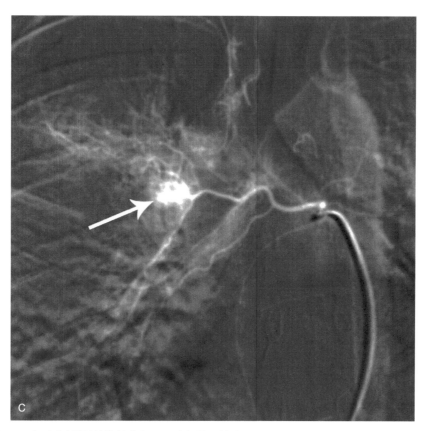

图 8.4（续） 女性，25 岁，活动性肺结核并咯血。**C.** 支气管血管造影图显示供应感染区域的支气管动脉活动性出血（箭形）。

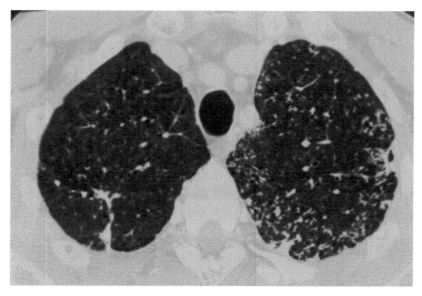

图 8.5 男性，43 岁，粟粒型肺结核。高分辨率 CT 显示肺上叶随机分布的小结节，是粟粒型结核血行播散所致。在左肺上叶也可见到一些树芽征，可能是结核性支气管肺炎。

真菌感染

◆ 血管侵袭性曲霉病是这类疾病的一个典型例子。

◆ 几乎只发生在免疫功能低下的严重中性粒细胞减少症患者中。

◆ 组织学特征为真菌菌丝侵袭和阻塞中、小肺动脉，形成出血性坏死结节或以胸膜为基底的楔形出血性梗死。

◆ 影像学表现为结节或肿块（图 8.6）周边环以磨玻璃密度影的晕征，或以胸膜为基底的楔形实变。

◆ 空洞形成通常见于恢复期，即治疗开始后 2~3 周，并伴随着中性粒细胞减少症的缓解（图 8.6D）。

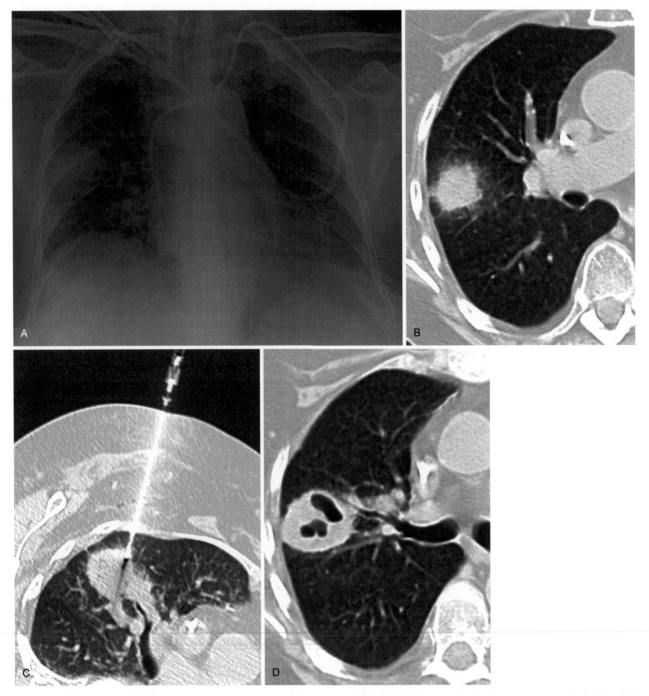

图 8.6（A~D）　女性，65 岁，血管侵袭性曲霉病。**A.** 胸部 X 线平片可见右肺外带边界不清的肿块影。**B.** CT 可见右肺上叶肿块伴磨玻璃晕征，提示肺出血。**C.** CT 引导下肺活检可见在肺部肿块取样前针尖位于病变周边。**D.** 治疗 2 周后，CT 显示病变略有减小，肿块内有典型的空洞形成。

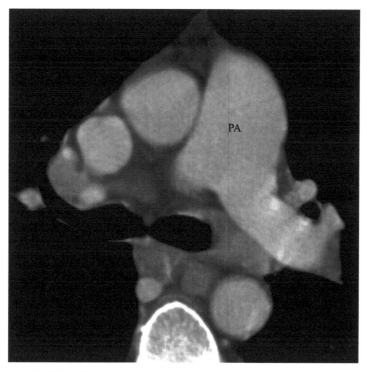

图 8.7　男性，54 岁，HIV 感染伴肺动脉高压。CT 显示主肺动脉（PA）增宽，符合肺动脉高压。也可见纵隔淋巴结肿大。

病毒感染

◆ 人类免疫缺陷病毒（HIV）感染是这类疾病的一个例子。

◆ 有趣的是，0.5% 的 HIV 感染患者会发生肺动脉高压（图 8.7）。

◆ HIV 相关肺动脉高压的确切发生机制尚不清楚。主要的组织病理学表现为丛状动脉病，伴有邻近的血管周围炎症。

◆ 杆菌性血管瘤病是巴尔通体属细菌（Bartonella henselae）感染的一种表现，局部血管增生可累及皮肤、气道、黏膜、内脏器官、骨骼和大脑。

◆ 传播机制尚不确定，但推测媒介为动物，包括昆虫。

◆ 杆菌性血管瘤病几乎只发生在获得性免疫缺陷综合征（艾滋病，AIDS）患者中。

◆ 肺部 X 线表现为边界清楚或边界不清的结节（图 8.8）。

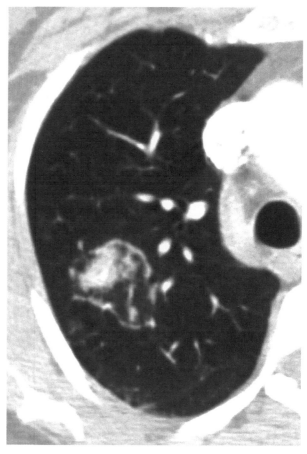

图 8.8　男性，47 岁，杆菌性血管瘤病。CT 显示右肺上叶有一个边界不清的结节，周围由于肺出血出现磨玻璃样阴影。

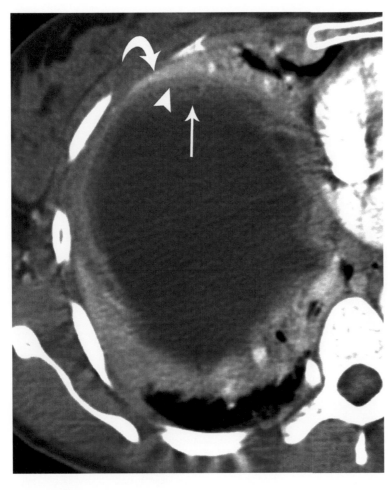

图 8.9　女性，25 岁，肺包虫病。CT 显示右肺下叶内有一个大的边缘强化的囊性肿块。厚壁由 3 层组成：内囊（箭形）、外囊（箭头）和纤维性囊壁（弯箭形）。

寄生虫感染

◆ 寄生虫通常通过血管传播到肺部，如肺阿米巴病和包虫病（图 8.9）。

◆ 肺动脉包虫栓塞（图 8.10）是一种罕见的心脏或肝脏包虫病并发症。

◆ 包虫栓塞可以是急性、致命的，可导致亚急性肺高血压，往往在确诊后 1 年内死亡，是慢性肺高血压的原因之一。大多数患者的病程为持续性肺高血压，并伴有急性栓塞发作。

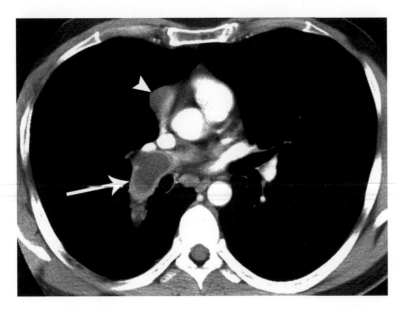

图 8.10　男性，27 岁，包虫栓塞。CT 清晰可见右肺下叶和中叶分支肺动脉包虫栓塞（箭形）；肺周边也可见一个小的包虫病灶（箭头）（由 Dr. Federico Discepola 提供）。

参考文献

[1] Dodd JD, Souza CA, Müller NL. High-resolution MDCT of pulmonary septic embolism: evaluation of the feeding vessel sign. AJR Am J Roentgenol 2006;187(3):623–629.

[2] Flume PA, Yankaskas JR, Ebeling M, Hulsey T, Clark LL. Massive hemoptysis in cystic fibrosis. Chest 2005;128(2):729–738.

[3] Franquet T, Müller NL, Giménez A, Guembe P, de La Torre J, Bagué S. Spectrum of pulmonary aspergillosis: histologic, clinical, and radiologic findings. Radiographics 2001;21(4):825–837.

[4] Han D, Lee KS, Franquet T, et al. Thrombotic and nonthrombotic pulmonary arterial embolism: spectrum of imaging findings. Radiographics 2003;23(6):1521–1539.

[5] Kim HY, Song KS, Goo JM, Lee JS, Lee KS, Lim TH. Thoracic sequelae and complications of tuberculosis. Radiographics 2001;21(4):839–858, discussion 859–860.

[6] Moore EH, Russell LA, Klein JS, et al. Bacillary angiomatosis in patients with AIDS: multiorgan imaging findings. Radiology 1995;197(1):67–72.

[7] Shah RM, Friedman AC. CT angiogram sign: incidence and significance in lobar consolidations evaluated by contrast-enhanced CT. AJR Am J Roentgenol 1998;170(3):719–721.

[8] Sitbon O, Lascoux-Combe C, Delfraissy JF, et al. Prevalence of HIV-related pulmonary arterial hypertension in the current antiretroviral therapy era. Am J Respir Crit Care Med 2008;177(1):108–113.

[9] Tanoue LT, Mark EJ. Case records of the Massachusetts General Hospital. Weekly clinicopathological exercises. Case 1-2003. A 43-year-old man with fever and night sweats. N Engl J Med 2003;348(2):151–161.

9. 创伤与介入治疗
Trauma and Intervention

肺血管可以受到钝性或穿通性创伤等直接损伤，也可以受到创伤的间接影响，如脂肪栓塞等。在穿通性创伤中，肺动脉或肺静脉断裂和假性动脉瘤更为常见，但也可见于钝性胸部创伤。外周介入治疗可以引起肺血管病变，最常见的是空气栓塞，还有导管和骨水泥栓塞。肺血管外科手术或肺血管介入治疗可导致原位血栓形成、血管狭窄、假性动脉瘤和血管破裂，偶尔还会形成瘘。

假性动脉瘤

◆ 假性动脉瘤是指动脉管壁一层或多层（外膜、中膜和内膜）缺失。
◆ 往往呈囊状（图 9.1）。

脂肪栓塞

◆ 脂肪栓塞是一种罕见的长骨骨折并发症，在较为严重的创伤后相对常见。其他原因包括血红蛋白病、严重烧伤、胰腺炎、严重感染、肿瘤、输血和抽脂术。
◆ 游离脂肪酸的产生，引发以血管内皮细胞为中心的炎症和毒性反应。此外，脂肪微粒、红细胞和血小板的聚集物导致肺血管系统的机械性阻塞。
◆ 典型的临床三联征低氧血症、神经系统异常和皮肤瘀斑，发生在创伤事件后 12~24 小时。
◆ 通常情况下，创伤发生 1~2 日后才会出现影像学改变（见图 4.42），这点可以与创伤性肺挫伤鉴别。

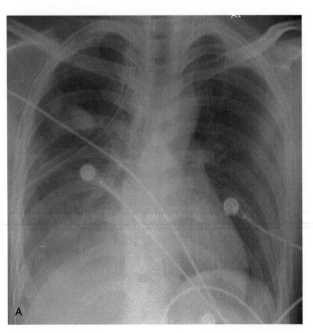

图 9.1（A~C）男性，23 岁，戳刺伤导致假性动脉瘤。**A.** 胸部 X 线平片显示右肺上叶可见边界不清的结节，相邻肺内磨玻璃密度影和右侧中等量胸腔积液（后续见第 121 页）。

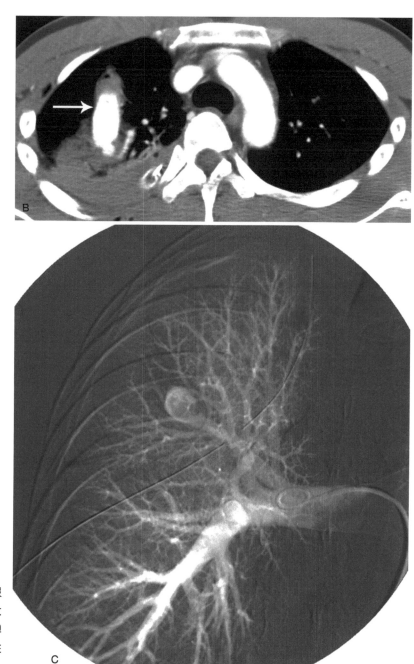

图 9.1（续） 男性，23 岁，戳刺伤导致假性动脉瘤。**B.** 增强 CT 显示右肺上叶可见大的假性动脉瘤（箭形）伴邻近肺出血。**C.** 弹簧圈栓塞前，肺动脉造影证实右肺上叶假性动脉瘤。

空气栓塞

◆ 医源性因素包括静脉导管内注入液体（包括造影剂）、经胸穿刺活检和正压通气引起的气压伤。

◆ 在 CT 检查时，使用对比剂的患者发生空气栓塞的比例高达 23%（见图 4.37）。

◆ 大量空气或右向左分流可能导致死亡或脑卒中。

导管栓塞

◆ 这种医源性栓塞多由导管损伤血管壁引起，最常发生在撤除导管时（图 9.2）。

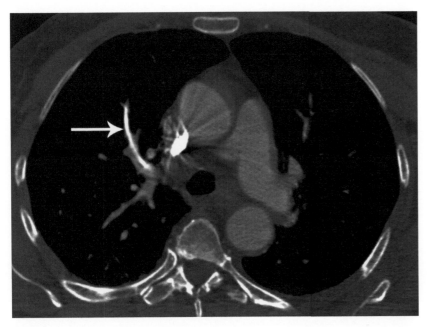

图 9.2 女性，59 岁，导管栓塞。CT 可见导管位于右肺上叶前段肺动脉内（箭形）。

骨水泥（聚甲基丙烯酸甲酯）栓塞

- 在经皮椎体成形术中注入骨水泥是导致肺骨水泥栓塞的最常见原因。
- 栓塞通过椎体外静脉丛进入肺动脉（图 9.3）。

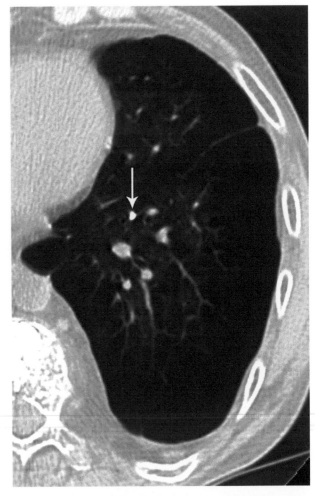

图 9.3 男性，83 岁，骨水泥栓塞。CT 显示左肺下叶亚段肺动脉内骨水泥栓塞（箭形）。

肺动脉血栓形成

* 12% 的肺切除术患者肺动脉残端可见血栓形成（见图 5.3 和图 5.4）。
* 非阻塞性肺动脉原位血栓形成可发生在肺移植术后的患者中（图 9.4）。
* 肺移植后完全性肺动脉阻塞的发生率高达 4%。
* 肺移植术后出现不明原因缺氧、新发或复发性肺动脉高压时，应考虑是否发生肺动脉阻塞。

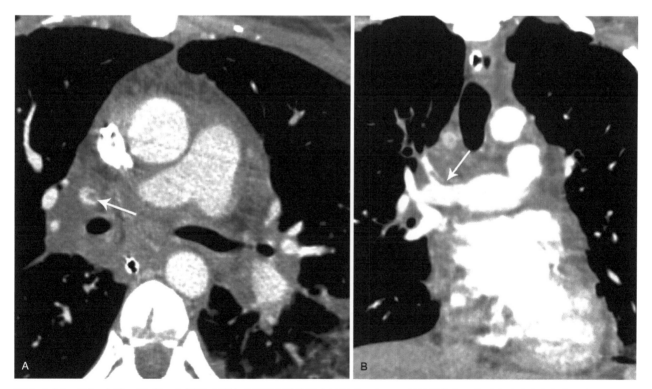

图 9.4（A、B）　女性，32 岁，右侧肺叶移植术后原位肺动脉血栓形成。**A.** CT 轴位图像显示右肺上叶肺动脉内非阻塞性原位血栓（箭形）。**B.** CT 冠状位重建图像也显示原位血栓，血栓源自吻合口（箭形）。

肺静脉血栓形成

◆ 在那些曾接受过肺叶切除、肺移植开胸手术或射频消融治疗的患者中，有肺静脉原位血栓形成的报道。胸部创伤、左心房增大或心房颤动的患者也有过类似情况。

◆ 这是一种潜在的灾难性疾病，可导致外周动脉栓塞，伴有短暂性脑缺血发作和脑卒中。

◆ 肺移植后完全性肺静脉阻塞的发生率高达 1%。

◆ 诊断手段包括 CT（见图 5.8）、MRI 和经食管超声心动图。

肺移植后肺血管狭窄

◆ 血管吻合口狭窄可能是由于供体 – 受体大小不匹配、手术技术或扭曲引起，也可能是肺动脉血栓形成所致（图 9.5~ 图 9.7）。

◆ 肺动脉或肺静脉严重狭窄会显著影响到血流动力学，这种情况下可能需要植入支架治疗。

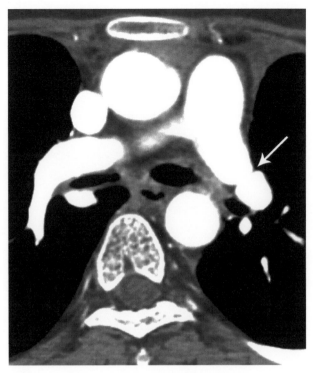

图 9.5　女性，24 岁，左侧肺叶移植术后肺动脉吻合口狭窄。增强 CT 显示吻合口处轻微狭窄（箭形）。

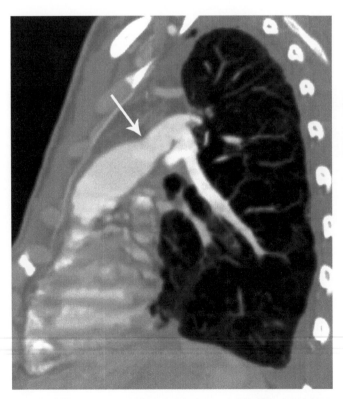

图 9.6　男性，25 岁，左侧肺叶移植术后，小径血管与大径血管吻合。增强 CT 矢状位 MIP 显示小供体动脉与较大直径的自体动脉吻合（箭形）。

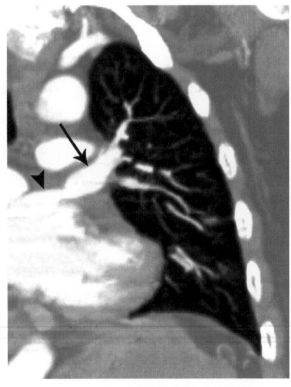

图 9.7　男性，64 岁，左侧肺移植术后，大径血管与小径血管吻合。增强 CT 冠状位 MIP 显示大径移植上肺静脉（箭形）与较小受体肺静脉（箭头）吻合。

肺静脉消融治疗

◆ 肺静脉消融是阵发性心房颤动的一种治疗方法。

◆ 消融过程所需的能量来源主要包括射频和冷冻治疗等。

◆ 术前常用 CT 或 MRI 显示正常和变异的解剖结构，并获得基线测量（图 9.8A）。

◆ 消融后可能发生肺静脉狭窄（图 9.8B、C）、夹层、血栓形成和梗死，以及肺高血压和心脏穿孔。

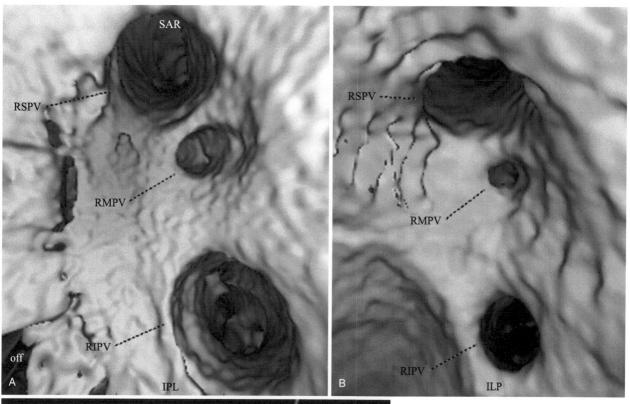

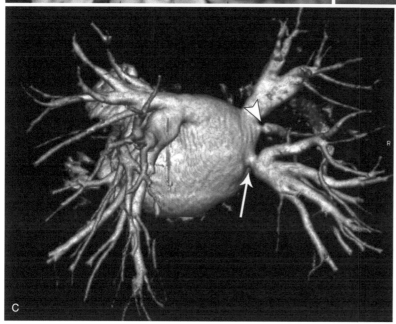

图 9.8（A~C）　女性，58 岁，肺静脉狭窄。**A.** 射频消融前，增强 MRI 的左心房内三维表面成像显示右上肺静脉（RSPV）、右中肺静脉（RMPV）和右下肺静脉（RIPV）直径正常。**B.** 射频消融后肺静脉狭窄。与 A 图相比，右中肺静脉（RMPV）和右下肺静脉（RIPV）明显狭窄。RSPV 是右上肺静脉。**C.** 增强 MRI 的左心房外三维表面成像显示右中肺静脉（箭头）和右下肺静脉（箭形）约 50% 狭窄。

肺动脉导管损伤

◆ 这种医源性损伤是由于肺动脉导管位置不当（导管尖端常常插入过深）而造成的。

◆ 导管尖端会损伤动脉壁，导致假性动脉瘤形成，通常为囊状（图 9.9）。

◆ 肺动脉导管置入导致肺动脉破裂的发生率估计为 0.03%，破裂后死亡率为 70%（图 9.10）。

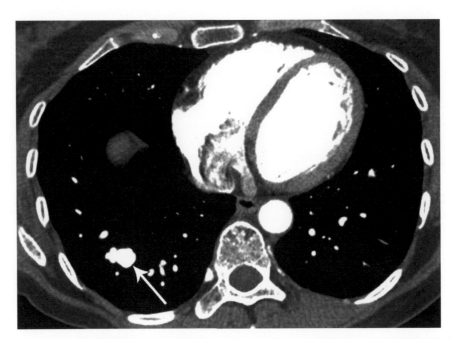

图 9.9　男性，48 岁，肺动脉导管置入术后并发肺动脉假性动脉瘤。CT 显示右肺下叶分叶囊状动脉瘤（箭形）。

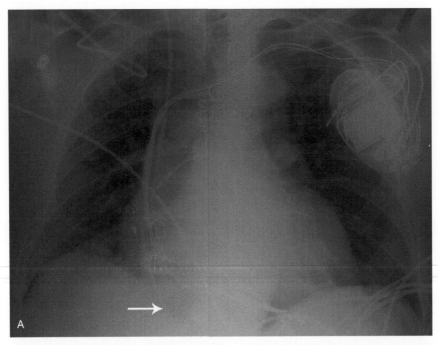

图 9.10（A、B）　男性，78 岁，肺动脉导管置入术后发生大咯血。A. 右侧开胸与修补术和大咯血前，胸部 X 线平片显示右肺下叶亚段肺动脉内可见肺动脉导管头端（箭形）（后续见第 127 页）。

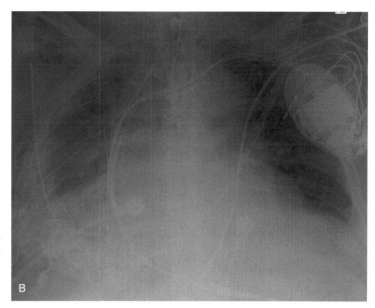

图 9.10（续） 男性，78 岁，肺动脉导管置入术后发生大咯血。**B.** 右肺下叶肺动脉修补术后即刻，胸部 X 线平片显示右侧大量胸腔积液及右肺下叶实变，符合出血或术后损伤。

瘘

◆ 瘘是指器官（如肠）或血管与其他结构之间的异常连接。

◆ 外伤或介入操作可导致血管之间异常交通，包括肺动静脉瘘和体 - 肺血管分流（图 9.11）。

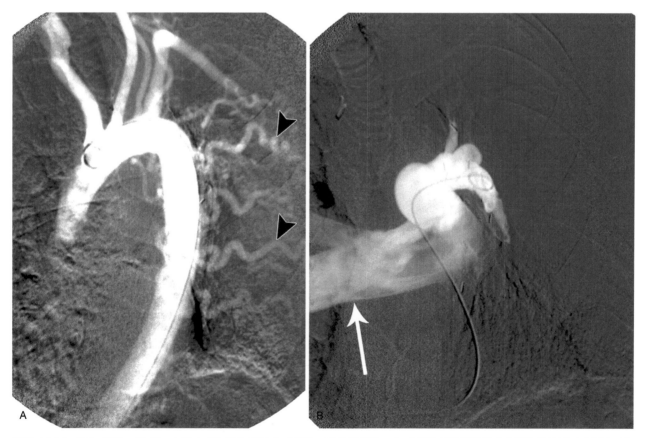

图 9.11（A、B） 男性，59 岁，左肺上叶切除和肺减容术后体 - 肺动脉分流。**A.** 主动脉弓造影显示多支扩张的肋间动脉侧支（箭头）。**B.** 左肺动脉造影显示血液从左肺动脉流向右肺动脉（箭形），这表明左肺动脉存在较高的体循环压力。

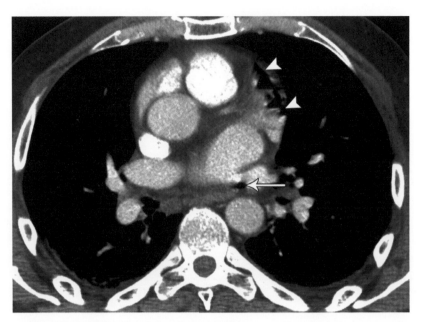

图 9.12　男性，56 岁，肺静脉射频消融术后发生脑卒中并肺静脉食管瘘。CT 显示在瘘口处有一个小的空气斑点（箭形），以及左心耳内空气（箭头）。

◆ 创伤或介入操作也可导致血管和胃肠道之间异常交通。在胸腔内，这种血管与胃肠道的异常交通一般发生在血管与食管之间（图 9.12）。

参考文献

[1] Clark SC, Levine AJ, Hasan A, Hilton CJ, Forty J, Dark JH. Vascular complications of lung transplantation. Ann Thorac Surg 1996;61(4):1079–1082.

[2] Ghaye B, Szapiro D, Dacher JN, et al. Percutaneous ablation for atrial fibrillation: the role of cross-sectional imaging. Radiographics 2003;23(Spec No):S19–S33, discussion S48–S50.

[3] Gill RR, Poh AC, Camp PC, et al. MDCT evaluation of central airway and vascular complications of lung transplantation. AJR Am J Roentgenol 2008;191(4):1046–1056.

[4] Kearney TJ, Shabot MM. Pulmonary artery rupture associated with the Swan-Ganz catheter. Chest 1995;108(5):1349–1352.

[5] Pereira SJ, Narrod JA. Repair of right pulmonary artery transection after blunt trauma. Ann Thorac Surg 2009;87(3):939–940.

[6] Symbas PN, Goldman M, Erbesfeld MH, Vlasis SE. Pulmonary arteriovenous fistula, pulmonary artery aneurysm, and other vascular changes of the lung from penetrating trauma. Ann Surg 1980;191(3):336–340.

[7] Weltman DI, Baykal A, Zhang D. CT diagnosis of laceration of the main pulmonary artery after blunt trauma. AJR Am J Roentgenol 1999;173(5):1361–1362.

10. 肿瘤
Tumor

大多数原发性肺血管肿瘤为肉瘤，常常发生于肺动脉主干，较少发生在肺静脉。偏外周的原发性血管肿瘤包括卡波西肉瘤、血管内淋巴瘤和上皮样血管内皮瘤。肺转移性肿瘤继发性侵犯肺血管可能与原发性血管肿瘤相似，多灶性微转移可导致不明原因的肺动脉高压。原发性支气管肿瘤可以局部侵犯，偶可堵塞肺动脉和肺静脉。本章还将解释肺癌治疗如何影响肺血管系统。

原发性肉瘤

- ◆ 原发性肉瘤是导致肺血管腔内充盈缺损的少见原因。
- ◆ 未分化肉瘤和平滑肌肉瘤是累及肺血管主干最常见的组织学类型，动脉比静脉更常见。
- ◆ 原发性肉瘤在 CT（图 10.1）或 MRI 上表现为分叶状、不均匀强化的肿块，在非增强 CT 上偶尔可见钙化（图 10.2）。
- ◆ 通常可见血管扩张和局部血管膨隆（图 10.1 和图 10.2）。

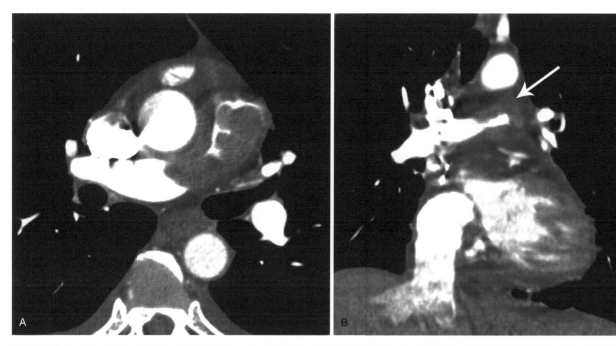

图 10.1（A、B） 男性，52 岁，肺动脉肉瘤。**A.** CT 可见一长条分叶状肿块，从主肺动脉一直延伸至右肺动脉。**B.** CT 冠状位重建可见肿块超出肺动脉上界（箭形），表明恶性肿瘤局部侵袭。

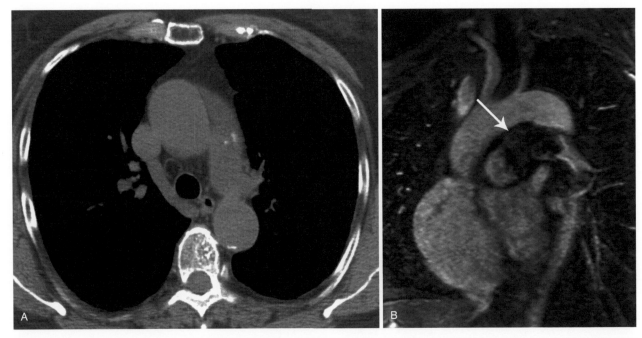

图 10.2（A、B） 女性，75 岁，肺动脉肉瘤。A. 平扫 CT 提示主肺动脉和左肺动脉内有肿块和钙化迹象。B. 对比剂增强 MRI 斜冠状位图像可见强化的肿瘤向上、向血管壁外局部侵袭（箭形）。

卡波西肉瘤

◆ 卡波西肉瘤是人类免疫缺陷病毒（HIV）感染患者中最常见的肿瘤，与人类疱疹病毒 8 型感染有关。

◆ 尽管名为肉瘤，但并不是真正的肉瘤（肉瘤通常起源于间充质组织）。卡波西肉瘤是一种淋巴管和血管内皮细胞癌，形成充满血液的血管腔隙。

◆ 高效抗反转录病毒治疗已经大幅度降低了卡波西肉瘤的发病率和死亡率。然而，影像学表现仍然相似（图 10.3）。

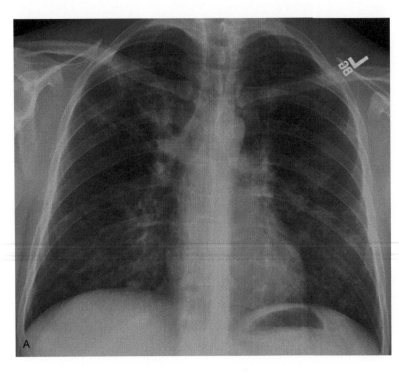

图 10.3（A、B） 男性，40 岁，获得性免疫缺陷综合征（AIDS）并卡波西肉瘤。A. 胸部后前位 X 线平片可见双肺，尤其是下叶，边界不清的结节状阴影及网格状阴影（后续见第 131 页）。

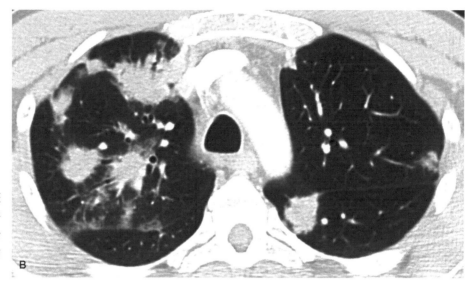

图 10.3（续） 男性，40 岁，获得性免疫缺陷综合征（AIDS）并卡波西肉瘤。**B.** CT 可见主要沿支气管血管周围分布的不规则结节和肿块。

血管内淋巴瘤

◆ 血管内淋巴瘤是一种非常罕见的非霍奇金淋巴瘤，其特征是毛细血管、小静脉和小动脉管腔内淋巴样细胞的肿瘤性增生，邻近肺实质很少受累或不受累。

◆ CT 表现为磨玻璃样阴影，病变内可见线状和结节状阴影（图 10.4）。

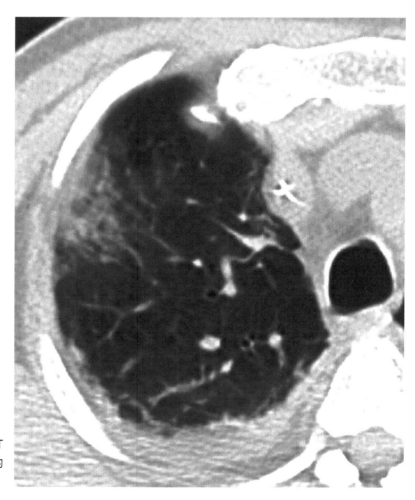

图 10.4 男性，61 岁，血管内淋巴瘤。CT 可见右肺上叶周边有磨玻璃样阴影，内含小的线状和结节状阴影。右侧少量胸腔积液。

上皮样血管内皮细胞瘤

- 上皮样血管内皮细胞瘤是一种低度恶性血管肿瘤，通常主要累及肺或肝脏。
- 肿瘤可能起源于任何一个器官，然后转移到另一个器官。
- CT 表现包括双肺结节伴周围磨玻璃样阴影，提示肺出血（图 10.5）。

转移性血管肿瘤

- 血管肉瘤是一种罕见的恶性血管肿瘤，肺部转移率高。
- 患者主要临床表现为呼吸困难、胸痛和（或）咯血。
- 最常见的影像学表现是肺结节（图 10.6）。

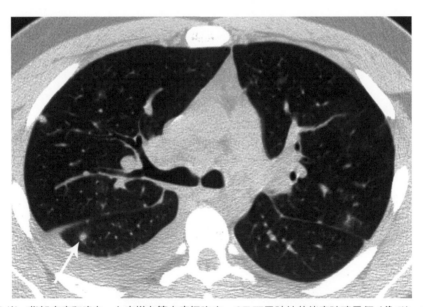

图 10.5　男性，20 岁，背部疼痛和咯血，上皮样血管内皮细胞瘤。CT 可见肺结节伴磨玻璃晕征（箭形）。右侧少量胸腔积液。

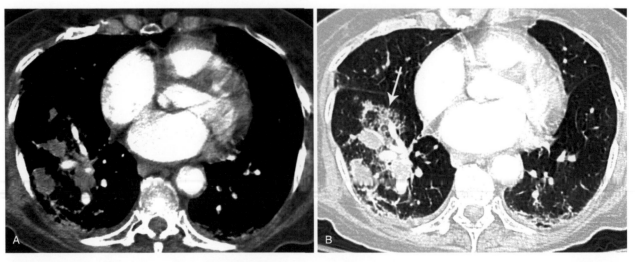

图 10.6（A、B）　男性，83 岁，咯血，转移性血管肉瘤。A. CT 纵隔窗可见右肺下叶内多个强化的肿块影。B. CT 肺窗可见肿瘤周围磨玻璃样阴影（箭形），符合肺出血改变。

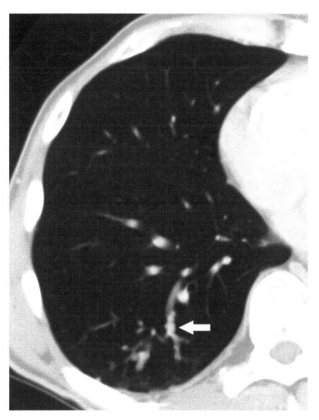

图 10.7　男性，60 岁，呼吸困难，原发性肾细胞癌并肿瘤栓塞。CT 可见肿瘤栓子，表现为右肺后基底段亚段肺动脉血管扩张和串珠状改变（箭形）。

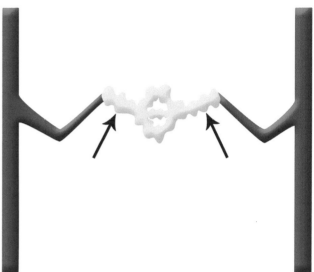

图 10.8　肿瘤影响肺血管的示意图。肿瘤微栓塞（表现为毛细血管内黄色分叶状异常）可引起血管扩张，并沿输入和输出血管管腔（箭形）生长。

肿瘤栓塞

◆ 与呼吸困难相关的多灶性微转移肿瘤栓子最常见于乳腺癌、肺癌、胃癌或前列腺癌患者。

◆ 影响亚段肺动脉的肿瘤栓子可以导致血管扩张和串珠状改变，如未治疗，病变随着时间延长而增大（图 10.7 和图 10.8）。

◆ 小的肿瘤栓子可以影响二级肺小叶小动脉，并出现小叶中心性结节或树芽征（图 10.8，另见图 4.44）。

肺癌

◆ 侵犯大血管和（或）心脏的非小细胞肺癌属于肿瘤 – 淋巴结 – 远处转移（TNM）分期中的 T_4 期肿瘤，一般认为不能手术。然而，最近肺癌手术切除适应证已经扩大到一些 T_4 期患者。

◆ 准确评估对于充分的外科手术计划至关重要，因为侵犯肺静脉或左心房的肺癌手术操作可能导致全身肿瘤性栓塞。

◆ 由于肿块占位效应，肺癌可以压迫肺血管（图 10.9 和图 10.10）。

◆ 肿瘤沿着肺血管比沿其肺边缘可以向更远处侵袭和生长（图 10.11~ 图 10.13）。

◆ 可以完全阻塞受累血管（图 10.14 和图 10.15）。

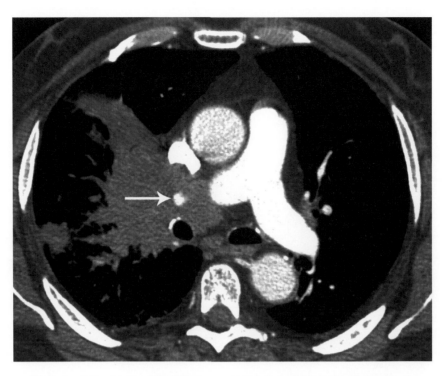

图 10.9　男性，74 岁，原发性肺癌。CT 可见右肺上叶肺动脉受压变窄（箭形）。

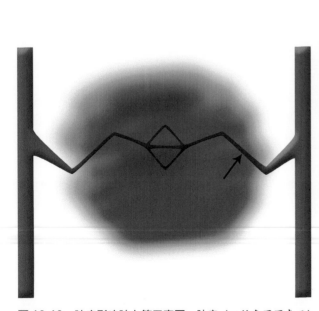

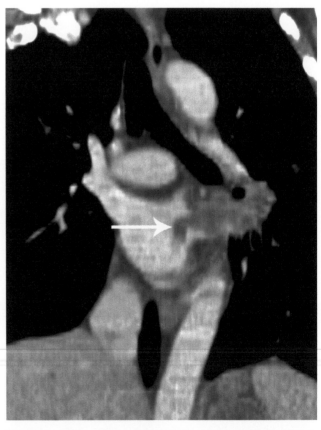

图 10.10　肿瘤影响肺血管示意图。肿瘤（以棕色圆圈表示）可以引起肿块占位效应和压迫肺血管（箭形）。

图 10.11　男性，73 岁，原发性肺癌。CT 冠状位重建可见肿块侵犯左下肺静脉和左心房内的一部分（箭形）。

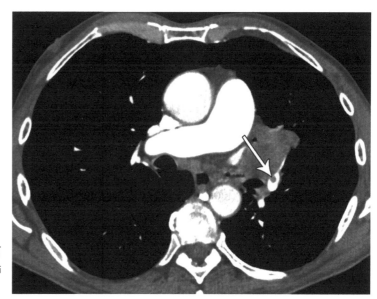

图 10.12 男性，65 岁，肺动脉肿瘤浸润。CT 可见左肺肺门处有一个大的腺癌，局部直接侵犯左下肺动脉（箭形）。

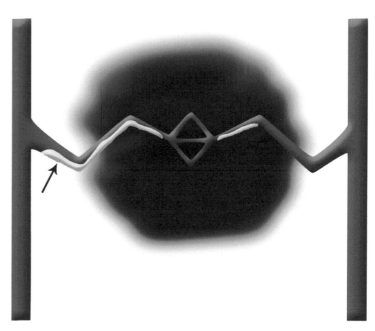

图 10.13 肿瘤影响肺血管示意图。原发肿瘤（以棕色圆圈表示）可侵犯肺动脉和肺静脉（以血管内黄色的异常表示）。该血管可作为原发肿瘤边缘以外局部转移扩散的路径（箭形）。

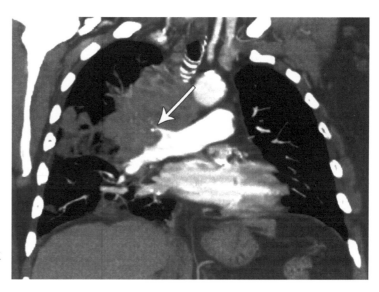

图 10.14 男性，74 岁，原发性肺癌。CT 冠状位重建可见右肺上叶肺动脉完全闭塞（箭形）。

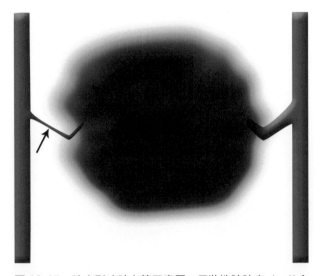

放射疗法

◆ 放射线的晚期效应包括内皮细胞和平滑肌细胞增殖以及血管周围纤维化，这可能使血管管腔变窄（图 10.16）和完全闭塞。

◆ 化疗可以加重这种医源性血管损伤。

图 10.15　肿瘤影响肺血管示意图。原发性肺肿瘤（以棕色圆圈表示）可以使肿块内的肺血管闭塞。相应的引流肺静脉也因血流减少而变窄（箭形）。

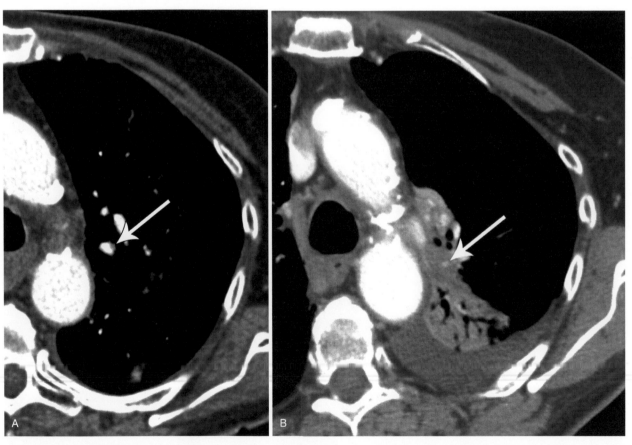

图 10.16（A、B）　女性，79 岁，肺癌。A. 放疗前，CT 可见左肺上叶后段肺动脉（箭形）管径正常。B. 放疗后 10 个月，同一动脉的直径因纤维化而显著缩小（箭形）。

参考文献 ————————————————————————————————————

[1] Bocklage T, Leslie K, Yousem S, Colby T. Extracutaneous angiosarcomas metastatic to the lungs: clinical and pathologic features of twenty-one cases. Mod Pathol 2001;14(12):1216–1225.

[2] Burke AP, Virmani R. Sarcomas of the great vessels. A clinicopathologic study. Cancer 1993;71(5):1761–1773.

[3] Cox JE, Chiles C, Aquino SL, Savage P, Oaks T. Pulmonary artery sarcomas: a review of clinical and radiologic features. J Comput Assist Tomogr 1997;21(5):750–755.

[4] Demirer T, Dail DH, Aboulafia DM. Four varied cases of intravascular lymphomatosis and a literature review. Cancer 1994;73(6):1738–1745.

[5] Gladish GW, Sabloff BM, Munden RF, Truong MT, Erasmus JJ, Chasen MH. Primary thoracic sarcomas. Radiographics 2002;22(3):621–637.

[6] Godoy MC, Rouse H, Brown JA, Phillips P, Forrest DM, Müller NL. Imaging features of pulmonary Kaposi sarcoma-associated immune reconstitution syndrome. AJR Am J Roentgenol 2007;189(4): 956–965.

[7] Kane RD, Hawkins HK, Miller JA, Noce PS. Microscopic pulmonary tumor emboli associated with dyspnea. Cancer 1975;36(4):1473–1482.

[8] Kradin RL, Mark EJ. Case Records of the Massachusetts General Hospital. Weekly clinicopathological exercises. Case 6-2000. Hemoptysis in a 20-year-old man with multiple pulmonary nodules. N Engl J Med 2000;342(8):572–578.

[9] Piedbois P, Becquemin JP, Blanc I, et al. Arterial occlusive disease after radiotherapy: a report of fourteen cases. Radiother Oncol 1990;17(2):133–140.

[10] Tack D, Nollevaux MC, Gevenois PA. Tree-in-bud pattern in neoplastic pulmonary emboli. AJR Am J Roentgenol 2001;176(6):1421–1422.

[11] Takahashi K, Furuse M, Hanaoka H, et al. Pulmonary vein and left atrial invasion by lung cancer: assessment by breath-hold gadoliniumenhanced three-dimensional MR angiography. J Comput Assist Tomogr 2000;24(4):557–561.

[12] Wittram C, Maher MM, Yoo AJ, Kalra MK, Shepard JA, McLoud TC. CT angiography of pulmonary embolism: diagnostic criteria and causes of misdiagnosis. Radiographics 2004;24(5):1219–1238.

[13] Yi CA, Lee KS, Choe YH, Han D, Kwon OJ, Kim S. Computed tomography in pulmonary artery sarcoma: distinguishing features from pulmonary embolic disease. J Comput Assist Tomogr 2004;28(1):34–39.

[14] Yi ES. Tumors of the pulmonary vasculature. Cardiol Clin 2004;22(3):431–440, vi–vii.

11. 全身和肺部疾病
Systemic and Lung Diseases

在本章中，将通过病例来说明前几章中尚未介绍的某些全身和肺部疾病的临床表现及如何影响肺血管系统。此处探讨的疾病包括结节病、肝肺综合征、镰状细胞病、肺支气管发育不良、特发性肺含铁血黄素沉着症、肺气肿、肺朗格汉斯细胞组织细胞增生症、普通型间质性肺炎、淋巴管瘤病及血管瘤病（包括毛细血管瘤病和肺毛细血管静脉闭塞症）。

结节病

- 结节病是一种病因不明的、全身性、非干酪性肉芽肿性疾病，可不同程度地影响纵隔、肺部和其他器官。
- 最严重的情况下，结节病可表现为纤维纵隔炎

并伴有肺动脉（图 11.1）和肺静脉（图 11.2）闭塞。
- 肺结节病终末期患者可发生肺高血压；可能的几种机制包括毛细血管床纤维性破坏和由此导致的慢性低氧血症，肿大淋巴结外源性压迫肺动脉主要分支，以及继发性肺静脉闭塞症。

肝肺综合征

- 肝肺综合征被定义为肝功能不全、肺内血管扩张和低氧血症三联征。
- 临床表现为肝硬化患者出现进行性呼吸困难。
- 占任何原因导致的慢性肝病患者的 50%。
- 不要与门静脉性肺高血压混淆，后者是门静脉高压患者肺血管阻力增加所致的肺高血压。

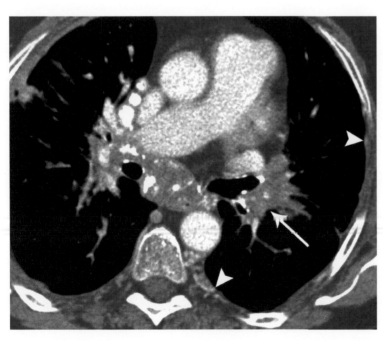

图 11.1　男性，72 岁，结节病所致的纤维纵隔炎。CT 轴位图像可见广泛的纵隔和肺门淋巴结增大。纤维性肿块导致左肺下叶肺动脉闭塞（箭形），肋间动脉侧支增粗（箭头）。

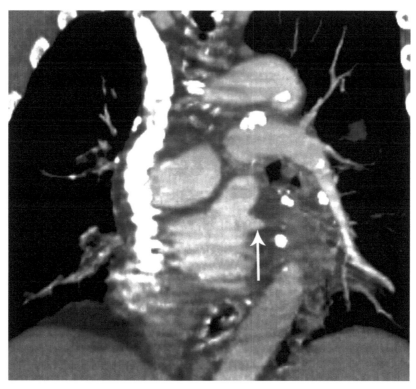

图 11.2　男性，61 岁，结节病所致的纤维纵隔炎。CT 冠状位重建显示结节病导致左下肺静脉闭塞（箭形）。

◆ 正常肺毛细血管的直径是 8~15 μm，肝肺综合征的肺毛细血管的直径是 15~100 μm。
◆ 低氧血症由于存在大量微小的肺内分流所引起。

◆ 影像学表现包括胸部 X 线平片上的双侧基底部结节或网状影，肺灌注扫描上的不均匀摄取，以及 CT 或 MRI 上的外周小动脉扩张（图 11.3）。

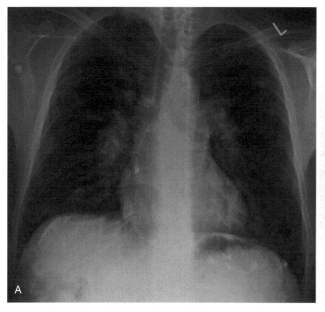

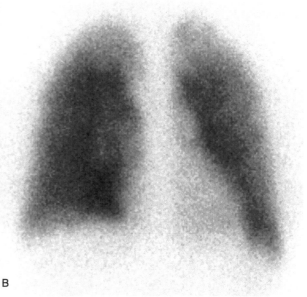

图 11.3（A~E）　男性，47 岁，肝肺综合征。A. 胸部 X 线平片显示心脏大小正常，中央及外周肺动脉扩张。B. ^{99m}Tc 聚合白蛋白灌注扫描显示肺灌注不均匀，无节段性缺损。通气扫描结果正常（后续见第 140 页）。

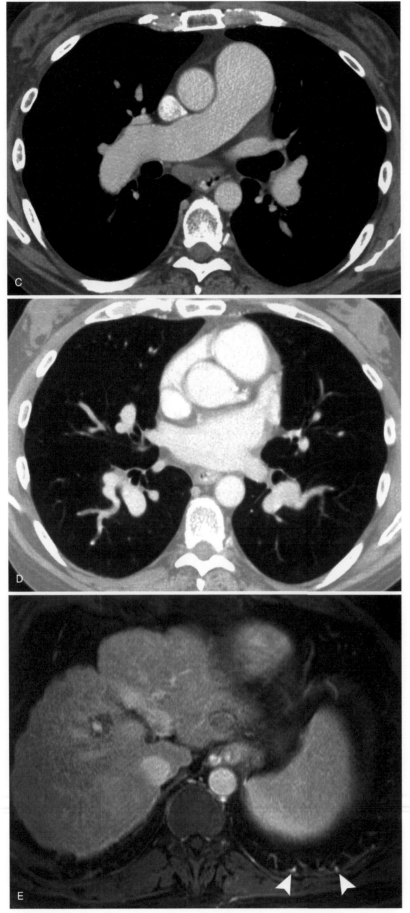

图 11.3（续） 男性，47 岁，肝肺综合征。
C. CT 可见主肺动脉、右肺动脉和左肺动脉
扩张。D. CT 可见段水平肺动脉扩张（动脉
直径远大于伴行支气管的直径）。另外，还有
扩张和扭曲的亚段肺动脉。E. MRI 显示胸膜
下肺血管扩张（箭头）。另外，可见肝内小结
节和食管静脉曲张。

镰状细胞病

- 镰状细胞病是一种可导致肺小血管闭塞的全身性疾病。
- 镰状细胞阻塞毛细血管并伴原位血栓形成导致急性胸部综合征。
- 影像学可以表现为出血性肺水肿引起的磨玻璃影或广泛实变，出血性肺水肿由缺血、梗死或感染引起，并可导致急性胸部综合征（图 11.4）。
- CT 可见马赛克灌注，这可能与邻近正常的或高灌注的肺小叶的二级肺小叶低灌注有关（图 11.4）。
- 慢性改变见于反复急性发作的患者，由于肺梗死灶纤维化而出现实性条带（图 11.4）。
- 最终，患者微血管床永久性闭塞，发展为肺心病，表现为肺动脉扩张和右心室肥厚。

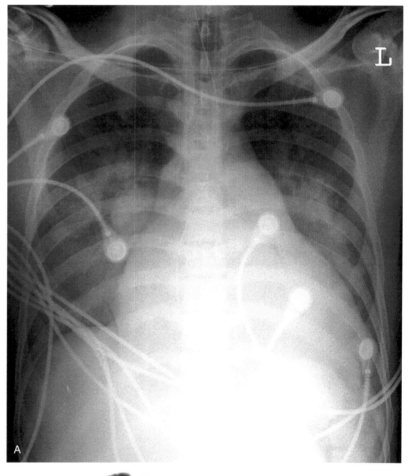

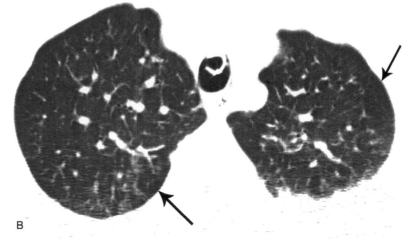

图 11.4（A~D） 男性，27 岁，镰状细胞危象。**A.** 胸部 X 线平片可见患者已插管。即使投照体位不佳，心脏仍有增大，主肺动脉明显突出。双肺实变，提示有肺梗死或进展期肺炎。**B.** 与胸部 X 线平片同时进行的 CT 检查显示双肺上叶马赛克灌注。更透亮的区域代表灌注差的肺小叶（箭形）（后续见第 142 页）。

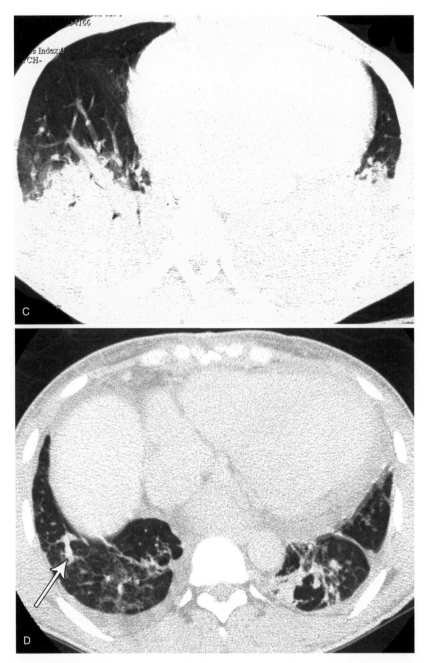

图 11.4（续） 男性，27 岁，镰状细胞危象。**C.** CT 偏下的层面显示双肺下叶实变。**D.** 病程后期 CT 显示双肺线样瘢痕，表现为条索状（箭形）及持续存在的马赛克灌注。

支气管肺发育不良

◆ 在早产儿中，高压给氧可导致坏死性血管炎、细支气管炎和肺泡间隔损伤。

◆ 年长的幸存者中，CT 特征包括肺大面积低密度影，其中血管和支气管数目减少以及直径减小，为肺实质、血管和气道慢性变化的结果（图 11.5）。

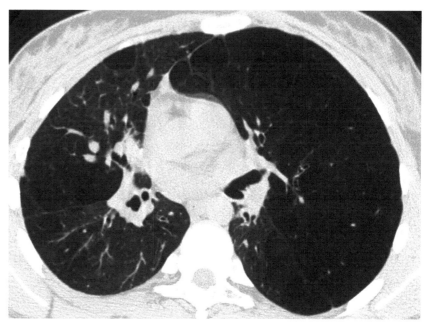

图 11.5 女孩，13 岁，支气管肺发育不良。高分辨率 CT 可见马赛克灌注。肺部较透亮的区域血管细小，这与慢性血管损伤或血液分流至肺部密度较高和功能良好的区域有关。由于空气滞留，左肺容积增大引起纵隔向右移位。肺高透亮区域内支气管和细支气管直径也很细。

特发性肺含铁血黄素沉着症

◆ 特发性肺含铁血黄素沉着症病因不明，是弥漫性肺泡出血的罕见原因。

◆ 原因可能是肺泡基底膜缺陷。

◆ 它最常发生在儿童，自然病史多变，伴反复发作的弥漫性肺泡出血，可以致命。

◆ 很多患者并发缺铁性贫血。

◆ 痰和支气管肺泡灌洗液可以发现充满含铁血黄素的肺泡巨噬细胞，肺活检在肺泡内可见相似结果，没有肺血管炎、肉芽肿性炎症或免疫球蛋白沉积的证据。

◆ 影像学检查常显示弥漫性磨玻璃样阴影，病程后期可见轻度间质纤维化（图 11.6）。

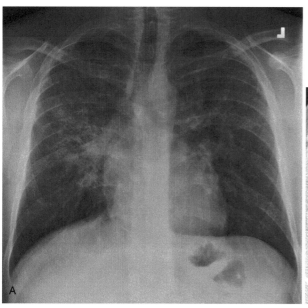

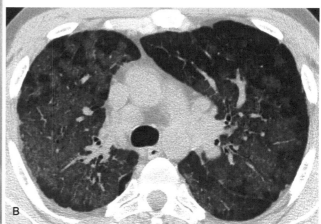

图 11.6（A~C） 男性，23 岁，肺含铁血黄素沉着症。A. 胸部 X 线平片显示肺密度弥漫性增高，近右肺门靠下区域近乎实变。B. 高分辨率 CT 显示弥漫性磨玻璃影（后续见第 144 页）。

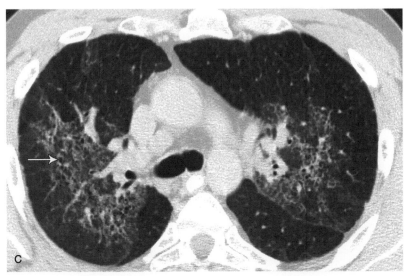

图 11.6（续） 男性，23 岁，肺含铁血黄素沉着症。**C.** 高分辨率 CT 偏下层面显示肺门周围磨玻璃影和细网状结构，以及斜裂扭曲和支气管扩张（箭形），提示纤维化。

肺气肿

◆ 吸烟导致的小叶中心型肺气肿通常对肺上叶的影响最严重。

◆ 局部缺氧引起的肺小动脉收缩使肺上叶通气不良或无通气的肺单位灌注减少，血液被转移到肺下叶通气较好的肺单位（图 11.7）。

◆ 肺高血压的形成是慢性缺氧并受累血管病理性重构的结果：内膜增厚、小动脉肌化、原位血栓形成、毛细血管和毛细血管前小动脉损失及血管充血和血液淤滞。

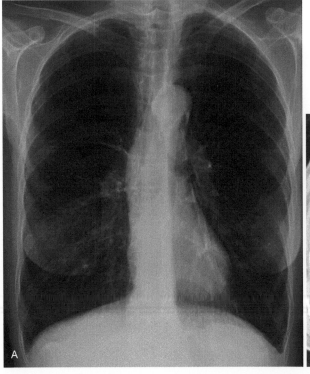

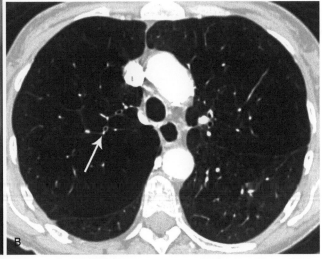

图 11.7（A~C） 女性，62 岁，肺气肿。**A.** 胸部 X 线平片显示肺部过度充气，肺上叶较其余部分更为透亮。**B.** 高分辨率 CT 显示肺上叶严重肺气肿。右肺上叶肺动脉的直径（箭形）小于其伴行支气管（后续见第 145 页）。

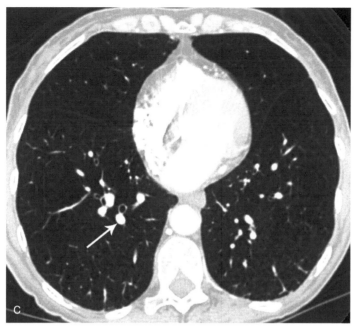

图 11.7（续） 女性，62 岁，肺气肿。**C.** 高分辨率 CT 显示肺下叶轻度肺气肿。右肺下叶肺动脉直径（箭形）比伴行支气管粗。

肺朗格汉斯细胞组织细胞增多症

- 本病患者中，90%~100% 为吸烟者或既往吸烟者。
- 组织学特征包括早期支气管周围含朗格汉斯细胞和炎性细胞的细胞性结节。后期细胞性结节完全发展为纤维性结节。邻近肺内常见呼吸性细支气管炎或脱屑性间质性肺炎的肺改变。
- 疾病晚期，肺高血压比在其他慢性肺部疾病中更为普遍和严重，其部分原因可能是肺血管病变。
- 血管病变包括明显的增殖性炎症，偶见朗格汉斯细胞累及动脉和静脉。
- 影像学特点是结节和囊肿同时存在，主要位于肺的上部和中部，肺基底部较少（图 11.8）。

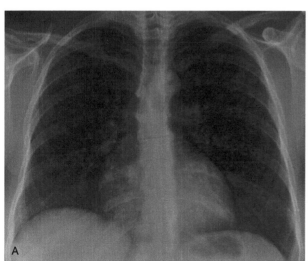
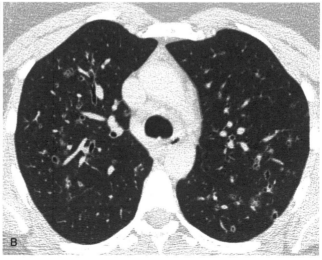

图 11.8（A、B） 女性，35 岁，吸烟，肺朗格汉斯细胞组织细胞增多症。**A.** 胸部 X 线平片显示双侧多发边界不清的结节，其中部分病灶出现空洞。**B.** 高分辨率 CT 显示肺上叶薄壁肺囊肿以及小的磨玻璃结节。肺基底部相对清晰。

普通型间质性肺炎

◆ 当没有明显原因时，普通型间质性肺炎被称为特发性肺纤维化。

◆ 它可以继发于毒性药物、环境暴露（石棉）或胶原血管疾病。

◆ 组织学包括致密纤维化导致的肺结构重构，常伴有"蜂窝状"改变，成纤维细胞通常散布在致密瘢痕和暂时性不均匀纤维化区域的边缘，纤维化区域内有平滑肌增生。

◆ 除了肺实质疾病引起的缺氧外，还会发生血管内膜增厚，可以进展为无细胞性纤维化并伴管腔闭塞。

◆ 影像学特征可见磨玻璃密度影伴小叶间隔增厚，结构扭曲伴牵拉性支气管和细支气管扩张并呈蜂窝状（图11.9和图11.10）。病变主要分布在肺基底部和肺外周。

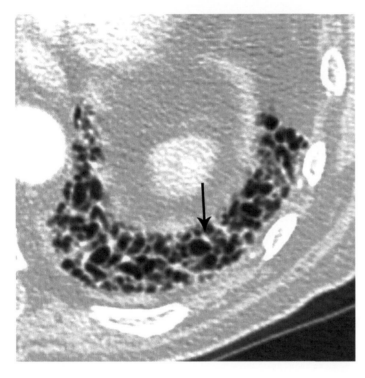

图11.9　男性，79岁，普通型间质性肺炎。高分辨率增强CT肺窗可见蜂窝肺，囊壁内有肺动脉分支（箭形）。

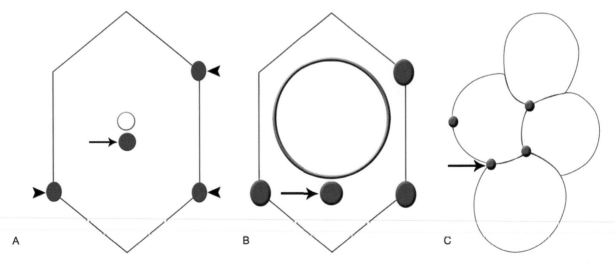

图11.10　A.正常次级肺小叶示意图。六边形代表次级肺小叶；中间是细支气管（绿色环）和小动脉（箭形）。周围是肺小静脉（箭头）。B.细支气管扩张示意图。细支气管扩张（绿色环），小动脉向外移位到次级肺小叶的边缘（箭形）。C.蜂窝肺示意图。蜂窝肺的间隔用绿色线条表示。血管看起来较小，可能闭塞和纤维化（绿色圆圈）。小动脉已从正常小叶中心移至蜂窝肺机化性纤维化的囊壁内（箭形）。

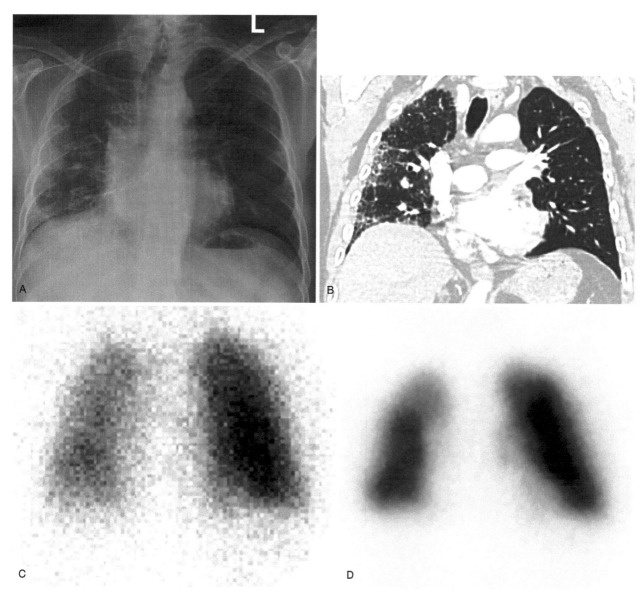

图 11.11（A~D） 男性，64 岁，普通型间质性肺炎，左肺移植术后。**A.** 胸部 X 线平片可见气管向右侧移位（表明右肺容量减少），右肺出现小的网状结节影。左肺正常。**B.** CT 冠状位重建可见左肺正常；右肺体积减小，伴中央和外围磨玻璃影，以及胸膜下小叶间隔增厚。**C.** ^{133}Xe 通气扫描显示右肺有 39% 的通气，左肺有 61%。**D.** ^{99m}Tc 聚合白蛋白灌注扫描显示右肺灌注 37%，左肺灌注 63%。

- 缺氧区域肺血管通过自身调节使血管收缩，保证优先灌注正常肺组织（图 11.11）。

淋巴管瘤病

- 淋巴管瘤病是一种先天性异常，通常在青春期或成年早期发病。可引起呼吸困难和喘息，很容易被误诊为哮喘。

◆ 病理特点是沿淋巴解剖走行的多条淋巴管增生。

◆ 淋巴管瘤病可累及肺组织和纵隔，累及骨组织可引起溶骨性病变，也可累及其他器官。

◆ 伴复发性乳糜胸和心包积液。

◆ 该病导致肺动脉高压的主要原因是肺和纵隔内异常软组织对肺血管的广泛压迫。

◆ 临床病程各不相同。在成人中可能是良性且死亡率低；在儿童中通常呈进展性，且病情严重。

◆ 影像可见胸腔和心包积液、小叶间隔光滑增厚、支气管血管周围间质增厚（图 11.12）。局部软组织肿块或弥漫浸润的异常软组织包绕纵隔结构影响纵隔。

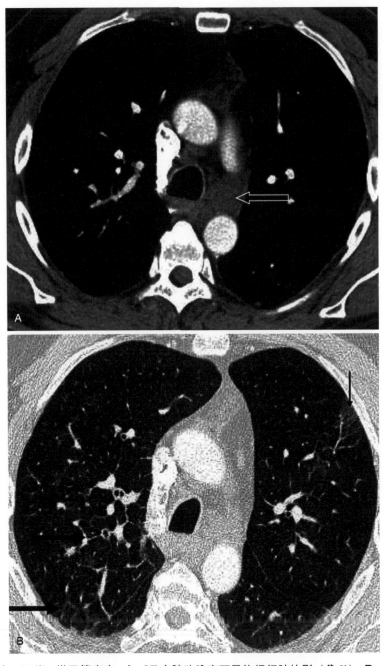

图 11.12（A、B） 男性，48 岁，淋巴管瘤病。**A.** CT 主肺动脉窗可见软组织肿块影（箭形）。**B.** CT 肺窗可见小叶间隔光滑增厚（粗箭形）和支气管血管周围间质增厚，尤其在右侧。还有双肺斑片状磨玻璃样阴影（细箭形）（经许可引自 El Hajj L，Mazieres J，Rouquette I，et al. Diagnostic value of bronchoscopy, CT and transbronchial biopsies in diffuse pulmonary lymphangiomatosis：case report and review of the literature. Clin Radiol 2005；60（8）：921-925.）。

毛细血管瘤病

- 毛细血管瘤病是肺高血压的一种罕见的特发性原因，其影响肺泡毛细血管床。表现为肺动脉压升高，肺毛细血管楔压正常或降低。
- 典型组织学特征是肺泡壁内毛细血管增生。
- 影像可见弥漫的、边缘模糊的、小叶中心性磨玻璃样结节，常伴有小叶密度增高（图 11.13 和图 11.14）。

- 强效血管扩张剂（包括前列环素和钙通道阻滞剂）可导致毛细血管瘤病患者出现严重甚至致死性肺水肿；如果肺肌型动脉和小动脉扩张，而肺静脉阻力保持不变，则增加的跨毛细血管静水压会导致大量液体进入肺实质。

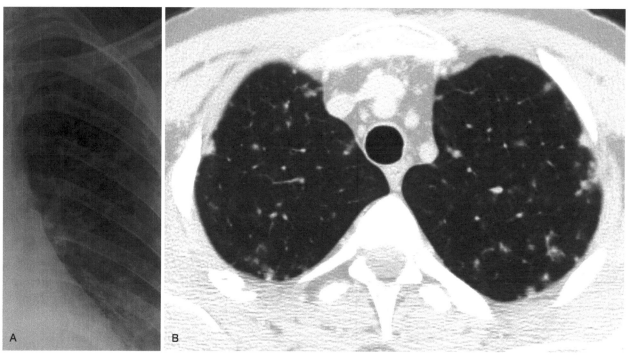

图 11.13（A、B）男性，20 岁，毛细血管瘤病。**A.** 胸部 X 线平片放大图像可见左肺上叶界限不清的小片状磨玻璃样阴影。**B.** 高分辨率 CT 可见小叶中心性和外周性磨玻璃样阴影及密度较高结节影。无小叶间隔增厚。

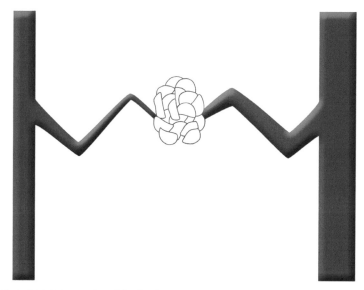

图 11.14　毛细血管瘤病示意图。示意图中间的网格线代表瘤样增生的毛细血管。示意图右侧的传入肺动脉扩张。

肺静脉闭塞症

- 肺静脉闭塞症是肺高血压的一种罕见的特发性原因，累及毛细血管后（肺静脉）肺血管系统。表现为肺动脉压力升高，肺毛细血管楔压正常或降低。
- 组织学上，内膜纤维化使肺静脉变窄甚至闭塞，从大的小叶间静脉到毛细血管后的小静脉均可累及。可能累及大量肺静脉，也可能是小范围肺静脉受累。
- CT 可见磨玻璃密度影，可以是小叶中心性或全小叶性，通常呈地图样分布；其他特征为小叶间隔光滑增厚、胸腔积液和淋巴结增大（图 11.15 和图 11.16）。
- 前列环素和钙通道阻滞剂是治疗原发性肺高血压的有效药物；然而，这些血管扩张剂治疗对肺静脉闭塞症患者也可能是极度有害的，甚至会致命。

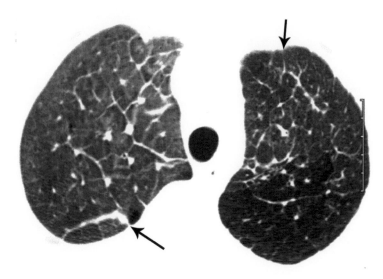

图 11.15　女性，32 岁，肺静脉闭塞症。高分辨率 CT 可见明显的小叶间隔光滑增厚（箭形），以及小叶中心性或全小叶性磨玻璃密度影，呈地图样分布。

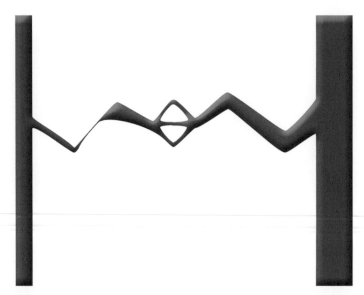

图 11.16　肺静脉闭塞症示意图。该疾病表现为示意图左侧的肺静脉闭塞变细。在闭塞肺静脉近（右）侧，未闭塞的肺静脉和肺动脉扩张。

参考文献

[1] Attili AK, Kazerooni EA, Gross BH, Flaherty KR, Myers JL, Martinez FJ. Smoking-related interstitial lung disease: radiologic-clinical-pathologic correlation. Radiographics 2008;28(5):1383–1396, discussion 1396–1398.

[2] Barberá JA, Peinado VI, Santos S. Pulmonary hypertension in chronic obstructive pulmonary disease. Eur Respir J 2003;21(5):892–905.

[3] Bhalla M, Abboud MR, McLoud TC, et al. Acute chest syndrome in sickle cell disease: CT evidence of microvascular occlusion. Radiology 1993;187(1):45–49.

[4] Faul JL, Berry GJ, Colby TV, et al. Thoracic lymphangiomas, lymphangiectasis, lymphangiomatosis, and lymphatic dysplasia syndrome. Am J Respir Crit Care Med 2000;161(3 Pt 1):1037–1046.

[5] Frazier AA, Franks TJ, Mohammed TL, Ozbudak IH, Galvin JR. From the Archives of the AFIP: pulmonary veno-occlusive disease and pulmonary capillary hemangiomatosis. Radiographics 2007;27(3):867–882.

[6] Girgis RE, Mathai SC. Pulmonary hypertension associated with chronic respiratory disease. Clin Chest Med 2007;28(1):219–232, x.

[7] Hennebicque AS, Nunes H, Brillet PY, Moulahi H, Valeyre D, Brauner MW. CT findings in severe thoracic sarcoidosis. Eur Radiol 2005; 15(1):23–30.

[8] Howling SJ, Northway WH Jr, Hansell DM, Moss RB, Ward S, Müller NL. Pulmonary sequelae of bronchopulmonary dysplasia survivors: high-resolution CT findings. AJR Am J Roentgenol 2000;174(5):1323–1326.

[9] Ioachimescu OC, Sieber S, Kotch A. Idiopathic pulmonary haemosiderosis revisited. Eur Respir J 2004;24(1):162–170.

[10] Kinane TB, Westra SJ. Case records of the Massachusetts General Hospital. Weekly clinicopathological exercises. Case 31-2004. A four-year-old boy with hypoxemia. N Engl J Med 2004;351(16):1667–1675.

[11] Lee KN, Lee HJ, Shin WW, Webb WR. Hypoxemia and liver cirrhosis (hepatopulmonary syndrome) in eight patients: comparison of the central and peripheral pulmonary vasculature. Radiology 1999;211(2):549–553.

[12] Leong CS, Stark P. Thoracic manifestations of sickle cell disease. J Thorac Imaging 1998;13(2):128–134.

[13] Resten A, Maitre S, Humbert M, et al. Pulmonary hypertension: CT of the chest in pulmonary venoocclusive disease. AJR Am J Roentgenol 2004;183(1):65–70.

[14] Voelkel NF, Cool CD. Pulmonary vascular involvement in chronic obstructive pulmonary disease. Eur Respir J Suppl 2003;46:28s–32s.

[15] Wittram C, Mark EJ, McLoud TC. CT-histologic correlation of the ATS/ERS 2002 classification of idiopathic interstitial pneumonias. Radiographics 2003;23(5):1057–1071.

[16] Yang DH, Goo HW. Generalized lymphangiomatosis: radiologic findings in three pediatric patients. Korean J Radiol 2006;7(4):287–291.

12. 肺动脉高压
Pulmonary Arterial Hypertension

2003 年在威尼斯，世界卫生组织（WHO）通　　　过了修订的肺动脉高压分类（表 12.1）。

表 12.1 世界卫生组织肺动脉高压分类

第一类：肺动脉高压

特发性（原发性）

家族性

与以下疾病相关的肺动脉高压：

胶原血管病

门静脉高压

药物和毒物

其他（糖原贮积病、戈谢病、遗传性出血性毛细血管扩张症、血红蛋白病、骨髓增殖性疾病、脾切除术）

与肺静脉或毛细血管受累相关的肺动脉高压：

肺静脉闭塞症（PVOD）

新生儿持续性肺动脉高压

先天性体 – 肺分流（大的、小的，修复的、未修复的）

人类免疫缺陷病毒（HIV）感染

肺毛细血管瘤病（PCH）

第二类：肺静脉高压

左心房或左心室疾病

左心瓣膜性心脏病

第三类：与自身肺部疾病或低氧血症相关的肺高血压

慢性阻塞性肺疾病 (COPD)

睡眠呼吸障碍

长期居住在高海拔地区

间质性肺疾病

肺泡通气障碍

发育异常

第四类：慢性血栓性或栓塞性疾病引起的肺高血压

近端肺动脉血栓栓塞性阻塞

肺栓塞（肿瘤、寄生虫、异物）

远端肺动脉血栓栓塞性阻塞

第五类：其他原因 / 多因素导致

结节病

淋巴管瘤病

肺朗格汉斯细胞组织细胞增多症

肺血管受压（淋巴结肿大、肿瘤、纤维纵隔炎）

资料来源：经授权改编自 Simonneau G，Calie N，Rubin J，et al. Clinical classification of pulmonary hypertension. J Am Coll Cardiol 2004；43（12 Suppl S）：5S–12S.

译者注：关于肺高血压诊断标准与最新分类请参照《中国肺高血压诊断和治疗指南 2018》。

WHO 分类中包括的大多数肺动脉高压的原因已经在前面的章节中涵盖了。本章中，我们将阐述肺动脉高压的一种慢性病因，特发性或原发性肺血压。另外，引起肺动脉高压的急性病因和其后果将与运动引起的肺出血和高原性肺水肿一并探讨。

原发性肺高血压

◆ 根据定义，原发性肺高血压是指目前无已知病因的肺动脉高压。

◆ 肺动脉高压的血流动力学诊断标准为：静息时平

均肺动脉压 > 25 mmHg（3 300 Pa），或运动时 > 30 mmHg（4 000 Pa）（译者注：可参照《中国肺高血压诊断和治疗指南 2018》）。

◆ 病理改变主要局限在直径 < 1 mm 的肌性肺动脉。大的肺动脉的改变是对肺高血压的反应所致。

◆ 组织学特征包括从肺小动脉肌性中层肥厚的微小变化到内皮下纤维性增生和"丛状病变"。这些病理变化可见于原发性肺高血压和已知原因的肺高血压。

◆ 影像学异常包括肺动脉扩张（图 12.1）。

◆ 由于肺动脉压力长期升高，肺动脉可能会形成动脉粥样硬化变化，并可以钙化（图 12.2）。

◆ 在高分辨率 CT 上，经常可以看到轻微的小叶中心性磨玻璃样阴影（图 12.1），相当于胆固醇肉芽肿。可能是反复肺出血后巨噬细胞吞噬红细胞的结果。

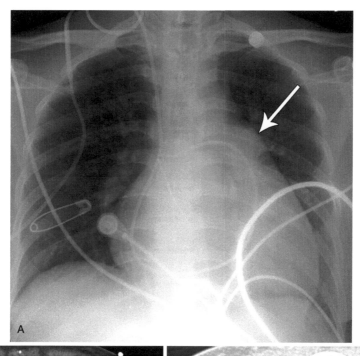

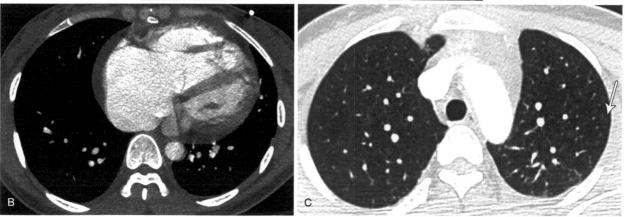

图 12.1（A~D） 女性，26 岁，原发性肺高血压。**A.** 便携式胸片显示心脏呈球形，主肺动脉突出（箭头）和其他肺动脉显影明显。**B.** CT 显示右心房和右心室增大，以及中等量心包积液。**C.** 高分辨率 CT 显示中央肺动脉比其伴行的支气管大得多（动脉 / 支气管直径 > 1.2）。有弥漫性、边缘模糊的小叶中心性高密度影（箭头）（后续见第 154 页）。

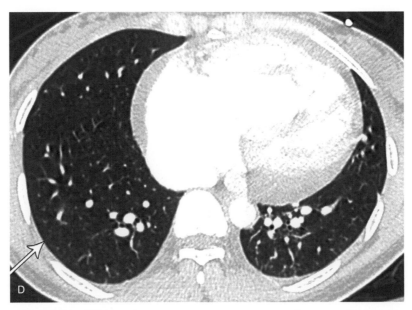

图 12.1（续） 女性，26 岁，原发性肺高血压。**D.** 高分辨率 CT 显示外周肺动脉比其伴行的支气管大得多（动脉 / 支气管直径比
> 1.2）。有弥漫性、边缘模糊的小叶中心性高密度影（箭头）。

特发性肺动脉扩张

◆ 当肺动脉主干直径远 > 29 mm，不存在心脏或肺部疾病，并且肺动脉压力正常时，可以诊断为这种不常见的疾病（图 12.3）。

◆ 一些病例报道表明该疾病是良性、非进展性的。

运动引起的肺出血

◆ 运动引起的肺出血推测是由于易感个体进行持续剧烈运动导致肺动脉压急剧上升的结果。

◆ 这种例子在赛马中很常见，在人类中已有一些病例报道（图 12.4）。

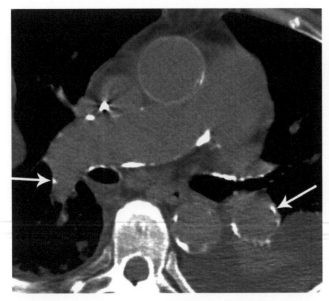

图 12.2 女性，73 岁，原发性肺动脉高压。非增强 CT 显示左、右肺动脉管壁钙化（箭形）。

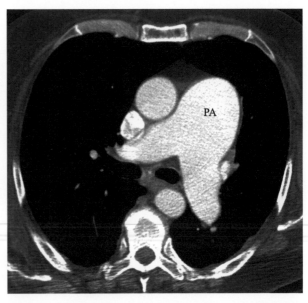

图 12.3 女性，66 岁，特发性肺动脉扩张。CT 测得的主肺动脉（PA）直径为 52 mm。

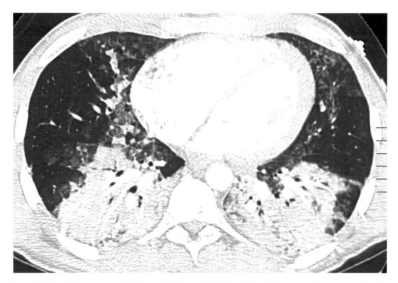

图 12.4　男性，25 岁，马拉松运动员。在马萨诸塞州波士顿举行的马拉松比赛中发生咯血，诊断为弥漫性肺出血。CT 显示双肺下叶实变、右肺中叶和左肺舌叶磨玻璃样阴影，随诊病灶很快消失。

高原性肺水肿

- 高原性肺水肿是危及生命的非心源性肺水肿，海拔在 2 500 m 以上时，可发生于健康个体。
- 个人易感性难以预测。最可靠的危险因素是既往易感史。
- 发病机制包括交感神经兴奋性增加和缺氧性肺血管过度收缩（这可能是不均衡的），伴有肺毛细血管压力升高、经毛细血管内皮渗漏至肺泡的液体增加。
- 影像学特征表现为中心性间质水肿伴支气管袖套征、血管边界模糊及斑片状、通常不对称的气腔实变（图 12.5）。

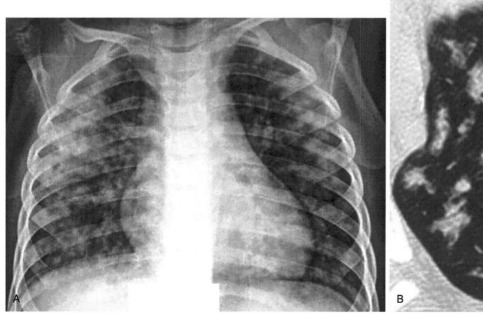

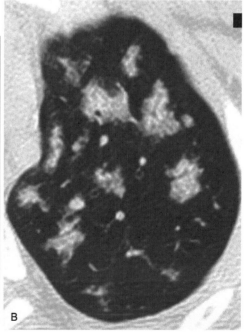

图 12.5（A、B）　男孩，10 岁，高原性肺水肿。A. 胸部 X 线平片显示支气管袖套征，血管边界模糊，伴双侧边界模糊的结节影。B. 高分辨率 CT 可见左肺上叶边界不清的斑片状实变影（感谢 Dr. S. Martinez-Jimenez 提供图片）。

参考文献 ——

[1] Ghio AJ, Ghio C, Bassett M. Exrcise-induced pulmonary hemorrhage after running a marathon. Lung 2006;184(6):331–333.

[2] Maggiorini M, Mélot C, Pierre S, et al. High-altitude pulmonary edema is initially caused by an increase in capillary pressure. Circulation 2001;103(16):2078–2083.

[3] Nolan RL, McAdams HP, Sporn TA, Roggli VL, Tapson VF, Goodman PC. Pulmonary cholesterol granulomas in patients with pulmonary artery hypertension: chest radiographic and CT findings. AJR Am J Roentgenol 1999;172(5):1317–1319.

[4] Ring NJ, Marshall AJ. Idiopathic dilatation of the pulmonary artery. Br J Radiol 2002;75(894):532–535.

[5] Simonneau G, Galiè N, Rubin LJ, et al. Clinical classification of pulmonary hypertension. J Am Coll Cardiol 2004;43(12 Suppl S):5S–12S.

[6] Tolle JJ, Waxman AB, Van Horn TL, Pappagianopoulos PP, Systrom DM. Exercise-induced pulmonary arterial hypertension. Circulation 2008;118(21):2183–2189.

[7] Ugolini P, Mousseaux E, Sadou Y, et al. Idiopathic dilatation of the pulmonary artery: report of four cases. Magn Reson Imaging 1999; 17(6):933–937.

专业术语汉英对照

CT 成像   CT imaging
CT 血管造影   CT angiography
Westermark 征   Westermark sign

A

阿米巴病   amebiasis
艾森门格综合征   Eisenmenger syndrome

B

白塞综合征   Behcet syndrome
包虫病   echinococcosis
胞质型抗中性粒细胞胞质抗体   circulating anti-neutrophil cytoplasmic antibody, c-ANCA
蝙蝠翼   bat wing
丙型肝炎病毒   hepatitis C virus
病毒感染   viral infection
病理因素   pathologic factors
部分容积伪影   partial volume artifact
部分性肺静脉异位引流   partial anomalous pulmonary venous return

C

残端血栓形成   stump thrombosis
充血性心力衰竭   congestive heart failure
窗口设定   Window settings
磁共振成像   magnetic resonance imaging
丛状病变   plexiform lesions

D

大动脉炎   Takayasu arteritis
导管栓塞   catheter embolism
导管损伤   catheter injury
动静脉分流   arteriovenous shunts
动静脉畸形   arteriovenous malformation
动脉导管未闭   patent ductus arteriosus

肺炎　　　　　　　　　　　　　pneumonia/pneumonitis
肺移植术后　　　　　　　　　　post-lung transplant
分枝杆菌感染　　　　　　　　　mycobacterial infection
风湿热　　　　　　　　　　　　rheumatic fever

G

肝肺综合征　　　　　　　　　　hepatopulmonary syndrome
杆菌性血管瘤病　　　　　　　　bacillary angiomatosis
感染　　　　　　　　　　　　　infection
高原性水肿　　　　　　　　　　high-altitude pulmonary edema
咯血　　　　　　　　　　　　　hemoptysis
管腔内充盈缺损　　　　　　　　intraluminal filling defects
灌注缺损　　　　　　　　　　　perfusion defects
硅胶栓塞　　　　　　　　　　　silicone embolism
过敏性紫癜　　　　　　　　　　Henoch-Schönlein purpura

H

汉普顿驼峰征　　　　　　　　　Hampton hump
核周型抗中性粒细胞胞质抗体　　perinuclear anti-neutrophil cytoplasmic antibody, p-ANCA
滑石粉栓塞　　　　　　　　　　talc embolism
获得性免疫缺陷综合征　　　　　acquired immunodeficiency syndrome, AIDS

J

急性细菌感染　　　　　　　　　acute bacterial infection
急性胸部综合征　　　　　　　　acute chest syndrome
急性血栓性　　　　　　　　　　acute thrombotic
技术因素　　　　　　　　　　　technical factors
继发孔型房间隔缺损　　　　　　ostium secundum atrial septal defect
假性动脉瘤　　　　　　　　　　pseudoaneurysm
间接征象　　　　　　　　　　　indirect signs
鉴别诊断　　　　　　　　　　　differential diagnosis
阶梯状伪影　　　　　　　　　　stair step artifact
结核　　　　　　　　　　　　　tuberculosis
结节病　　　　　　　　　　　　sarcoidosis
解剖变异　　　　　　　　　　　variant anatomy
解剖因素　　　　　　　　　　　anatomic factors
经皮椎体成形术　　　　　　　　percutaneous vertebroplasty
静脉窦型房间隔缺损　　　　　　sinus venous atrial septal defect
静脉瘤（曲张）　　　　　　　　varix
巨细胞动脉炎　　　　　　　　　giant cell arteritis

K

抗蛋白酶 3　　　　　　　　　　anti-proteinase 3, anti-PR3
克利 A 线　　　　　　　　　　　Kerley A lines
空洞性肿块　　　　　　　　　　cavitary masses

空气栓塞　　　　　　　　　　air embolism

L

拉斯姆森动脉瘤　　　　　　　Rasmussen aneurysm
类癌综合征　　　　　　　　　carcinoid syndrome
冷球蛋白血症性血管炎　　　　cryoglobulinemic vasculitis
镰状细胞病　　　　　　　　　sickle cell disease
淋巴管瘤病　　　　　　　　　lymphangiomatosis
淋巴结　　　　　　　　　　　lymph nodes
淋巴结增大　　　　　　　　　lymphadenopathy
淋巴引流　　　　　　　　　　lymphatic drainage
瘘 fistula

M

慢性肺静脉高压　　　　　　　chronic pulmonary venous hypertension
慢性血栓性　　　　　　　　　chronic thrombotic
慢性血栓性肺栓塞　　　　　　chronic thrombotic pulmonary embolism
毛细血管瘤病　　　　　　　　capillary hemangiomatosis
磨玻璃样阴影　　　　　　　　ground-glass opacities

N

囊性纤维化　　　　　　　　　cystic fibrosis
囊状动脉瘤　　　　　　　　　saccular aneurysm
脑血管意外　　　　　　　　　cerebral vascular accident
黏液栓　　　　　　　　　　　mucous plug
脓毒性栓子　　　　　　　　　septic emboli

P

葡萄球菌脓肿　　　　　　　　staphylococcal abscess
普通型间质性肺炎　　　　　　usual interstitial pneumonitis

Q

气管支气管畸形　　　　　　　tracheobronchial malformations
曲霉菌病　　　　　　　　　　aspergillosis

R

肉瘤　　　　　　　　　　　　sarcoma
肉芽肿性血管炎　　　　　　　Wegener granulomatosis

S

三房心　　　　　　　　　　　cor triatrium
三尖瓣反流　　　　　　　　　tricuspid valve regurgitation
上皮样血管内皮细胞瘤　　　　epithelioid hemangioendothelioma
上腔静脉　　　　　　　　　　superior vena cava
射线硬化伪影　　　　　　　　beam-hardening artifact

肾小球肾炎	glomerulonephritis
室间隔缺损	ventricular septal defect
嗜酸性粒细胞性肺炎	eosinophilic pneumonia
嗜酸性肉芽肿性血管炎	Churg-Strauss syndrome
水肿	edema
粟粒型结核	miliary tuberculosis
梭状动脉瘤	fusiform aneurysm

T

特发性肺动脉扩张	idiopathic pulmonary artery dilatation
特发性肺动脉瘤	idiopathic pulmonary artery aneurysm
条纹伪影	streak artifacts
通气－灌注显像	ventilation-perfusion scintigraphy
同侧先天性小肺	ipsilateral congenital small lung
完全性肺静脉异位引流	total anomalous pulmonary venous return

W

吻合术	anastomosis

X

系统性红斑狼疮	systemic lupus erythematosus
狭窄后肺动脉扩张	post-stenotic pulmonary artery dilatation
先天性肺发育不良（弯刀）综合征	hypogenetic lung (Scimitar) syndrome
先天性畸形	congenital anomalies
纤维纵隔炎	fibrosing mediastinitis
显微镜下多血管炎	microscopic polyangiitis
腺泡结节	acinar nodules
消融治疗	ablation therapy
心包积液	pericardial effusion
心房颤动	atrial fibrillation
心脏增大	cardiomegaly
胸腔积液	pleural effusions
血管分叉	vascular bifurcations
血管内淋巴瘤	intravascular lymphoma
血管扭曲	tortuous vessels
血管炎	vasculitis
血管炎性动脉瘤	vasculitic aneurysm
血管造影术	angiography
血栓负荷评分	clot burden score
血栓形成	thrombosis

Y

羊水栓塞	amniotic fluid embolism
药物性血管炎	drug-induced vasculitis
药源性感染	drug-induced infection

Z

注：本书索引见：http://www.sstp.cn。